圖解

疫苗使用

〈 從嬰兒到成人 〉

12種兒童疫苗×3種癌症疫苗×60種疾病疫苗知識

[說明書]

美國國立研究機構博士研究員、病毒免疫學學者

峰 宗太郎 ──── 監修　　婁美蓮／譯

推薦序

　　自從 COVID-19 在全世界大流行之後，身旁的大多數人都對疫苗產生了興趣，這幾年對於各種新疫苗的關注程度，遠超過以往幾十年來的其他疫苗。

「AZ 疫苗效果好像比較不好。」
「BNT/ 莫德納疫苗保護力比較高。」
「打 AZ 疫苗要小心血栓。」
「打 BNT/ 莫德納疫苗可能產生心肌炎。」

　　各種新冠疫苗的保護力高低以及施打之後可能產生的副反應，已經成為茶餘飯後的聊天話題，幾乎到處都可以聽到，不分男女老少，人人琅琅上口。可惜的是，也有一些道聽塗說的不正確謠言被廣為流傳，因此減低了疫苗覆蓋率，造成防疫的困擾。

　　關於新冠疫苗的大小事，除了報章雜誌、網路媒體報導的疫苗介紹之外，建議大家可以看看《圖解疫苗使用說明書》這本書。書中除了介紹各種疫苗的製作方式之外，許多對於疫苗的不正確看法，也都用淺顯易懂的方法解釋給你聽。

　　舉例來說，我在門診現場得知有些長輩會互相提醒：「千萬別打疫苗，沒打疫苗沒事，一打疫苗就生病。」事實上，《圖解疫苗使用說明書》書中就明白提到**「疫苗的中心思想就是讓人體造成輕微的感染，來預防重症」**，因此打疫苗之後出現一些身體的不舒服，本來就是得到對抗疾病抵抗力的合理過程。

　　除了新冠疫苗之外，這本書從研發的歷史及各種研發的技術探討，幾乎把所有的疫苗全部介紹了一遍，甚至對於新研發疫苗的未來展望，

也都循序漸進地介紹給讀者認識。別以為打疫苗只能夠單純預防感染疾病，多年來的疫苗研究，已經明白打疫苗可以預防癌症。例如 B 型肝炎病毒可能導致慢性肝炎，進而轉變成肝硬化，最後演變成肝癌，我們施打 B 型肝炎疫苗，可以進一步保護我們減少肝癌的機會。甚至於近年來廣為施打的人類乳突病毒疫苗，也被證實可以減少子宮頸癌的罹病率。

　　大家對於免疫學的印象，一直都是深奧無趣難懂，也因此總會對於進一步了解各種疫苗心懷恐懼，其實歷史上每個疫苗的研發，都有很多有趣的故事，《圖解疫苗使用說明書》的作者，用文字搭配淺顯易懂的圖說，深入淺出地解釋疫苗的理論，讓我們在理解之外更能夠印象深刻。

　　每一支疫苗的研發故事都教會了我們很多事，COVID-19 不是第一個在全世界大流行的傳染病，也絕對不會是最後一個。目前看來，疫苗是對抗傳染病最好的方式之一。對於免疫學，對於疫苗，大家不需要變成專家達人，也不需要學習過於艱澀的學問，但是一定要有基本的了解認識，才能勇敢面對一次又一次的疫情挑戰。

　　《圖解疫苗使用說明書》是一本很好的認識疫苗入門書，大力推薦給各位。

陳木榮（柚子醫師）

柚子小兒科診所院長／審訂推薦

前言

　　隨著嚴重特殊傳染性肺炎（COVID-19）的大流行，疫苗成為眾所期盼的救星。人們逐漸認知，疫苗可能是制止、甚至終結這場全球性瘟疫（pandemic）的最佳方法。疫苗對於預防由病毒引起的傳染病而言，乃非常有效的醫藥品，可以說是人類的偉大發明。迄今，疫苗已經挽救過無數條生命。它是人類對付可怕傳染病的重要武器之一。

　　這樣的疫苗，諸位對它的了解有多少呢？事實上，許多人從小就接種過疫苗。作為與我們切身相關的醫療方式，是否有人對疫苗感到好奇而真的去研究它呢？

　　這兩年由於新冠疫情的蔓延與新冠肺炎疫苗的問世，相信有不少人開始對疫苗的機制與保護力，還有它是怎麼被研發出來的，如何發展成醫藥品的，開始產生興趣了吧？

　　市面上是可以找到一些跟疫苗有關的書籍，但能夠把疫苗的研發歷史、運作機制，從頭到尾徹底講明白的書籍倒是少見。因此，我才計畫出這樣一本書，試圖全面且詳盡的把疫苗和免疫是怎麼回事講清楚，更容易讓普羅大眾了解。

　　本書從疫苗的研發歷史、運作原理開始，把現在日本已經在施打的各種疫苗，包括最新的新冠肺炎疫苗在內，徹底介紹一遍。務求每個章節都淺顯易懂，不致過於艱澀。醫療也好，公共衛生也好，我等受惠其中的每一個人都應該對它有基本的認識，並具備選擇與判斷的能力，這點非常重要。疫苗是透過預防，與公共衛生緊密結合的醫療方式，與我們切身相關。它更是近代充斥各種觀點的熱門話題。

　　希望讀者諸君能從基礎得知疫苗與免疫的知識，並以此為契機，進一步思考預防、醫療等課題。

峰 宗太郎

CONTENTS

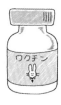

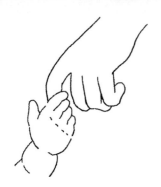

第 **2** 章　人類與免疫的戰爭

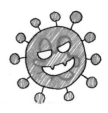

第 **3** 章　兒童施打的疫苗

第 **4** 章　癌症與疫苗

第 **5** 章　新型冠狀病毒與疫苗

第 6 章　未來的疫苗

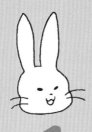

第 **1** 章

何謂疫苗？
何謂免疫？

01 世界最早的疫苗──讓天花從地球上消失

天花曾是致命的可怕疾病

曾經有一種叫做「天花」的傳染病。得到天花的人會發高燒，全身長滿膿疱，死亡率高達 20～50%，就算日後痊癒了、命救回來了，皮膚也會留下醜陋的疤痕，甚至出現失明等後遺症。人類是怎麼對付這樣的疾病的？這就要提到發明史上第一支疫苗的人，英國醫生愛德華 · 金納（Edward Jenner）了。

在酪農業盛行地區長大的金納，從農場女工那裡聽到：「只要得過牛痘，就不會感染天花」的傳聞。於是，金納想到了一個方法。

取得過牛痘的人身上的膿液來預防天花

牛痘是類似天花、出現在牛身上的一種疾病。人也會感染牛痘，只是對人類而言，牛痘的毒性沒有那麼強。因此，取曾經得過牛痘的人身上的膿液調製成藥劑，將它接種在健康的人身上，於是，接種過牛痘的人就不會感染天花了。金納醫生在 1796 年將這「牛痘接種法」整理成論文公開發表。

之後，降低同類病毒的毒性，用它製成疫苗來防治天花（減毒）的方法在全世界推廣開來，拯救了無數的生命。所謂疫苗，即利用人體自身的免疫機制，預防傳染病的一種藥劑。而就在金納發表論文即將屆滿兩百年的 1980 年，WHO（世界衛生組織）宣布天花已經根除，徹底從地球上消失。

MEMO

減毒 降低病原體（通常為病毒或細菌）的毒性，讓病原體變衰弱，無法令人生病。

世界第一支疫苗：金納發明的天花疫苗

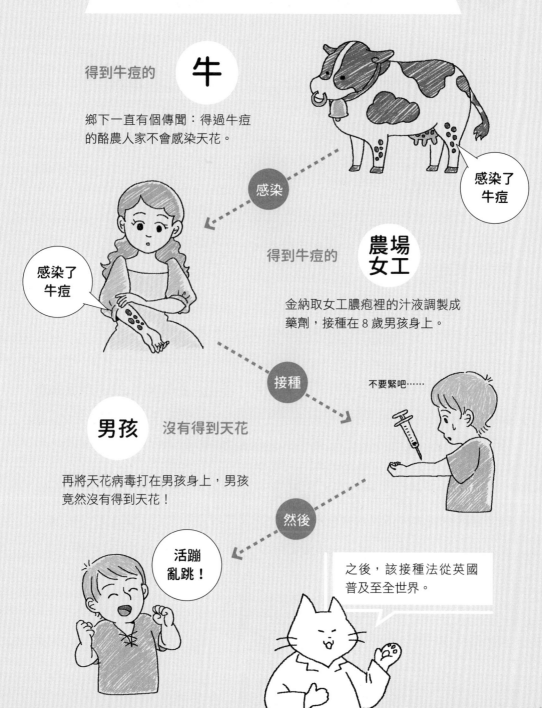

得到牛痘的 **牛**

鄉下一直有個傳聞：得過牛痘的酪農人家不會感染天花。

感染了牛痘

感染

得到牛痘的 **農場女工**

感染了牛痘

金納取女工膿疱裡的汁液調製成藥劑，接種在 8 歲男孩身上。

接種

不要緊吧……

男孩 沒有得到天花

再將天花病毒打在男孩身上，男孩竟然沒有得到天花！

然後

活蹦亂跳！

之後，該接種法從英國普及至全世界。

免疫指的是「不再感染」——只要得過一次就不會再得

為什麼「不再感染」？眾人也莫名其妙

麻疹也好、水痘也罷，它們都跟天花一樣，「得過一次就不會再得」。這件事人類從很久（幾百年、甚至幾千年）以前就已經知道，卻一直沒能把它用在疾病的預防上。

第一個試驗成功的是利用牛痘接種法防治天花的金納醫生，只是他也不知道為什麼這種病得過一次就「不會再得」，是透過後人的研究，免疫學才發展了起來。

開創免疫學的第一人：巴斯德

金納發表牛痘接種法後經過了 80 幾年，確認「不再感染」是人體普遍會發生的現象，並把這個現象變成一門學問的人，是被譽為「免疫學之父」的微生物學家、化學家路易 • 巴斯德（Louis Pasteur）。他把這種現象稱為「不再感染現象」，而這正是「免疫」的真諦。

「免疫」這個詞有「免除疫病」的意思，而「不再感染現象」正是拜免除疫病的免疫機制所賜。免疫學研究的是「不再感染現象」是怎麼發生的，逐步破解其中的機制。隨著免疫學的建立，疫苗的發展亦有了長足的進步。

巴斯德促成了疫苗的發展

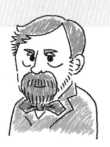

路易・巴斯德

法國生化學家、細菌學家。成功研發出雞瘟疫苗、炭疽病疫苗、狂犬病疫苗，「vaccine（疫苗）」一詞就是由他發明的。將施打疫苗，使身體產生免疫力的「預防接種」觀念推廣至全世界。

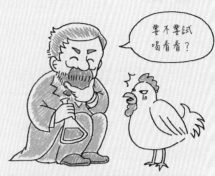

要不要試喝看看？

① 把放置一段時間的雞瘟病原菌培養液給雞喝

讓雞喝下放置三個月的雞瘟病原菌培養液。

雞喝下後

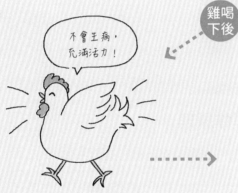

不會生病，充滿活力！

② 不會感染雞瘟的雞

通常，喝到新鮮病原菌培養液的雞會馬上死掉，然而，喝過過期病原菌培養液的雞就算再喝到新鮮的培養液也還是生龍活虎的。

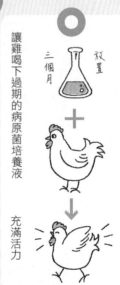

讓雞喝下過期的病原菌培養液

放置三個月

充滿活力

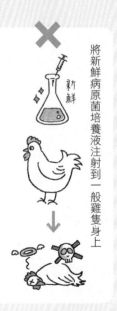

將新鮮病原菌培養液注射到一般雞隻身上

新鮮

③ 進行對照實驗

重來一次，分兩組進行實驗。一組是喝下過期培養液的雞，一組是一般正常的雞，把毒性強的病菌打在雞隻身上，結果，一般正常的雞全死掉了，喝下過期培養液的雞卻活了下來。

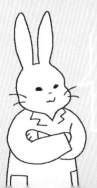

就這樣，巴斯德發現，可以用人為的方式把病原體的毒性降低、製成疫苗。

13

疫苗的中心思想——
造成輕微感染，預防重症

只要能預防重症，就算稍微生病也沒有關係

　　請回想疫苗是怎麼誕生的（參照 P10）。金納醫生敢取牛痘患者身上的膿液調製成藥劑，接種在健康的人身上，是因為他知道**人類就算感染了牛痘，也不會像得天花那樣，出現那麼嚴重的症狀**。兩害相權取其輕，他覺得為了防治可能致命的恐怖疾病，稍微生病、有一點不舒服還是划算的。故意感染比較輕的病，藉此來預防類似的重症，這點可以說是疫苗的中心思想。

疫苗的運作原理

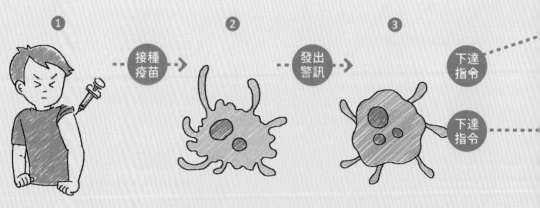

① 透過接種，讓具有抗原特性的仿病毒成分進入人體。

② 身體偵察到病毒，發出警訊。

③ 收到訊息的 T 細胞下達攻擊指令。

接種疫苗　發出警訊　下達指令　下達指令

接種疫苗，產生抗體

　　讓我們試著想像接種疫苗後身體產生的變化。疫苗的種類五花八門，不過，主要分成把病毒或細菌等病原體的毒性減弱製成的全病原體疫苗，以及取病毒或細菌部分結構進行人工合成的次單位疫苗。**當疫苗被接種到人體後，身體的免疫細胞會開始活動，製造出能夠對付疫苗特異蛋白質的抗體。**換句話說，疫苗先讓身體出現類似生病的狀態（模擬自然感染），進而引發免疫反應。當然，這個生病只能算是輕微的發病，目的在讓身體產生足夠的抗體，做好迎戰的準備，所以當真的病毒或細菌入侵時，身體就可以馬上全力還擊，這便是疫苗的效用。

MEMO

抗原與抗體　抗原，病原體獨有的、能誘發人體免疫反應的特殊蛋白質，是該病原體的標記。抗體是攻擊病原體的武器，對抗原具有專一性，只能辨識並對付一種抗原。

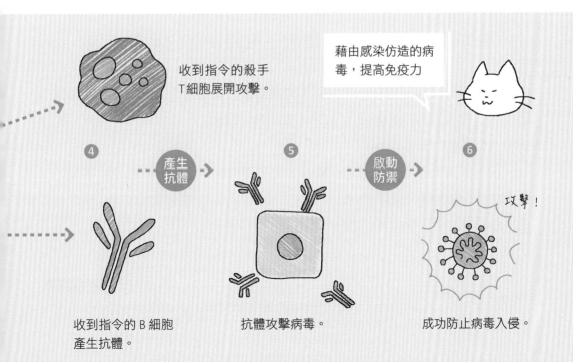

收到指令的殺手
T細胞展開攻擊。

藉由感染仿造的病毒，提高免疫力

④　產生抗體　⑤　啟動防禦　⑥

攻擊！

收到指令的 B 細胞
產生抗體。

抗體攻擊病毒。

成功防止病毒入侵。

04 病毒是何方神聖？
利用其他生物的細胞，進行繁殖

病毒不具備生物的基本機能

　　讓人生病的病原體，除了病毒和細菌外，也有可能是真菌或原蟲。真菌就是黴菌，原蟲就是寄生蟲，像瘧疾就是原蟲引起的代表性傳染病。這些病原體當中，細菌、真菌與原蟲是貨真價實、百分之百的生物，但病毒就有點奇妙了。怎麼說呢？因為**病毒沒有細胞結構**來著。

　　生物是由包覆著細胞膜的細胞建構而成的。就在這細胞裡面，維持生命所需的能量被製造出來，基因得以複製，進行繁殖。但沒有細胞結構的病毒，先天就缺少生物的基本機能。

裹著蛋白質外殼的遺傳因子就是病毒的真實樣貌

　　病毒的構造非常簡單，就是表面的蛋白質外殼（或是脂肪包膜），和裡面攜帶有遺傳訊息的核酸分子（DNA 或 RNA 擇一）。可以說它就是個「基因加上裝基因的容器」。

　　因此，病毒無法靠自己進行繁殖。病毒必須進入其他生物的細胞裡面，利用該細胞的增殖功能，使自己的 DNA、RNA 或蛋白質等成分增加。然後，成功增加的病毒又侵入其他細胞裡面，進行自我複製。

MEMO

DNA 與 RNA DNA 在細胞核裡面，負責儲存遺傳訊息；RNA 則抄錄 DNA 的訊息。根據這些遺傳訊息，蛋白質得以合成。

病毒與細菌的差別

**病毒侵入細胞內，
以細胞為宿主，進行繁殖**

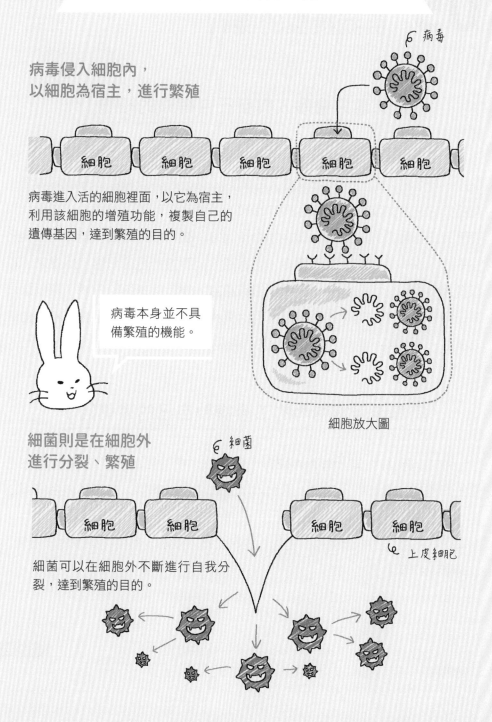

病毒進入活的細胞裡面，以它為宿主，
利用該細胞的增殖功能，複製自己的
遺傳基因，達到繁殖的目的。

病毒本身並不具
備繁殖的機能。

細胞放大圖

**細菌則是在細胞外
進行分裂、繁殖**

細菌可以在細胞外不斷進行自我分
裂，達到繁殖的目的。

17

05 病毒侵入細胞
自我複製的機制

病毒只會侵入與自己合得來的細胞

　　雖說病毒必須進入其他生物的細胞才能進行繁殖，但它可不是什麼細胞都好，什麼細胞都行。**病毒會侵入的細胞，必須是在該細胞的細胞膜表面，有能與它結合的蛋白質才行。**換句話說，病毒身上帶著一把鑰匙，必須找到表面有適合鑰匙孔的細胞，病毒才會接近它，進入細胞裡面。若鑰匙與鑰匙孔不吻合，病毒就進不去。再者，病毒進入細胞後，還要跟細胞處得來。可以說**病毒對特定細胞具有一定程度的親和力**，彼此就是特別投緣。像感冒病毒一定會從鼻腔或喉嚨的黏膜細胞開始感染起，以及某些病毒會以特定動物為宿主，人類卻不會得到，都是出於同樣的道理。

病毒借用細胞內的工廠複製自己的遺傳因子

　　成功入侵細胞後，病毒弄破自己的外殼，把裡面的 DNA 或 RNA 釋放至宿主細胞的細胞質中。接著，它利用宿主細胞的核糖體，在細胞內合成蛋白質，複製 DNA 或 RNA，繁衍自己的子孫。接著，它再利用宿主細胞的輸送系統，把子孫送到細胞外面。是的，當病毒進入細胞，開始在細胞內繁殖時，感染就已經發生了

MEMO

核糖體　細胞內的小胞器，根據遺傳訊息，負責蛋白質的合成。

病毒繁殖的過程

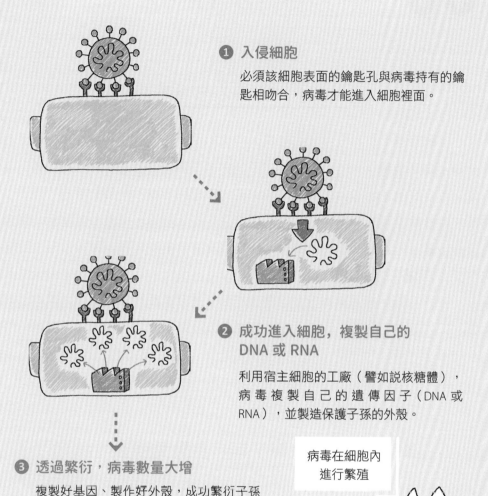

❶ 入侵細胞

必須該細胞表面的鑰匙孔與病毒持有的鑰匙相吻合，病毒才能進入細胞裡面。

❷ 成功進入細胞，複製自己的 DNA 或 RNA

利用宿主細胞的工廠（譬如說核糖體），病毒複製自己的遺傳因子（DNA 或 RNA），並製造保護子孫的外殼。

❸ 透過繁衍，病毒數量大增

複製好基因、製作好外殼，成功繁衍子孫的病毒，透過細胞的輸送系統，把子孫送往其他細胞，造成更大規模的感染。

病毒在細胞內進行繁殖

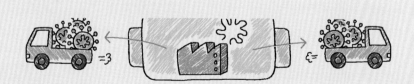

06 人類的兩大免疫系統

特徵不同的兩大免疫系統

身體攻擊並排除細菌或病毒等入侵異物的系統，稱為免疫系統，可大致分成「自然免疫」和「獲得免疫(又稱為後天性免疫)」兩大系統。這可不是與生俱來的免疫力與後天得到的免疫力那麼簡單喔。兩種免疫的不同處在於，自然免疫不具針對性，只要它認為是外來入侵者、不屬於身體的，就會展開攻擊。因為它以不特定多數為對象，又經常發動攻擊，所以攻擊力比較弱就是它的特徵了。

另一方面，獲得免疫只會攻擊特定對象。它會記住曾經入侵病原體的特徵，下次若該病原體再來犯，就會展開攻擊。獲得免疫的攻擊力要比自然免疫強多了，隨著同一病原體的入侵次數越多，它的攻擊力就會越強，反應也會越快。

「被動免疫」與「主動免疫」

胎兒或嬰兒透過胎盤與母乳，從母親那裡得到免疫力。這樣的免疫力稱為「被動免疫」。像血清療法就屬於從他處獲得抗體的被動免疫的一種。相較於此，當身體感染某種病原體時，自行產生的免疫力就稱為「主動免疫」。接種疫苗，讓身體對某病原體產生反應，具備免疫力，便屬於「主動免疫」。

MEMO

| 何謂血清療法？ | 將含有抗體的血清（血液上層清澈透明的部分）注入患者體內的一種療法。對抗白喉、破傷風、蛇毒等病原體時，都會使用這種借助外來抗體的療法。 |

人體的兩大免疫系統

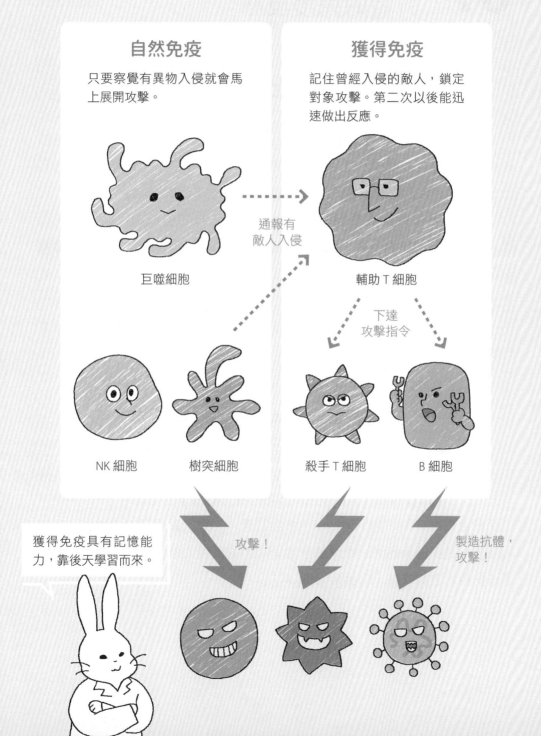

自然免疫

只要察覺有異物入侵就會馬上展開攻擊。

巨噬細胞

通報有
敵人入侵

NK 細胞　　樹突細胞

獲得免疫

記住曾經入侵的敵人，鎖定對象攻擊。第二次以後能迅速做出反應。

輔助 T 細胞

下達
攻擊指令

殺手 T 細胞　　B 細胞

獲得免疫具有記憶能力，靠後天學習而來。

攻擊！

製造抗體，
攻擊！

「細菌」進入人體後引發的免疫反應

針對特定細菌，產生抗體

細菌侵入人體後，我們的免疫系統是如何運作的。最先做出反應的是被譽為自然免疫主力軍的「嗜中性球」和「巨噬細胞」等細胞。這些細胞一旦認定細菌是外來入侵者，就會馬上把它吃掉，釋放出攻擊物質。

接著，獲得免疫才會開始運作。曾經入侵身體的細菌，會被做上記號，變成所謂的抗原。針對此抗原，身體會製造出與之契合的抗體（參照 P15）。抗體會與細菌表面的抗原相結合。於是，與抗體結合的細菌會變得更容易為嗜中性球（血液白血球的一種）所吞噬。

這樣產生的抗體，不只對細菌有效，對於蛇毒等毒素（蛋白質）也同樣有效。

「被動免疫」與「主動免疫」

像這樣以「抗體」為主要武器，攻擊某特定細菌或毒素的免疫機制，特別被稱為「體液性免疫」。這是因為抗體存在於血液等體液之中，故而得名。

藉由反覆感染細菌，製造出更多的抗體，抗體的數量跳躍式增加，身體因而獲得更高的保護力。像這樣，透過細菌的反覆入侵，以提高免疫力的做法被稱為「追加效果（booster effect）」。

人體對抗細菌的免疫機制

細菌不像病毒會進到細胞裡面，它只會待在細胞外面。因此，在血液等體液中流動的抗體對付起細菌，會特別好用。

❶ 細菌入侵人體

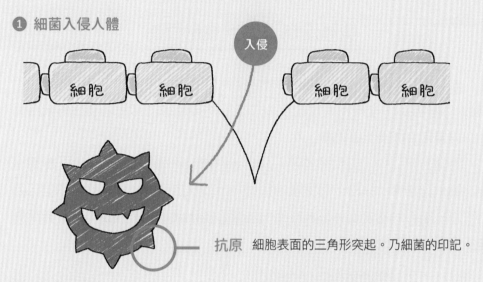

抗原　細胞表面的三角形突起。乃細菌的印記。

❷ 產生抗體

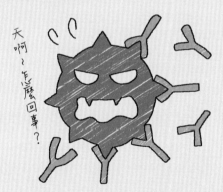

身體製造出與抗原形狀相吻合的抗體（Y字型）。該抗體會與細菌表面的突起結合在一起。

❸ 嗜中性球攻擊細菌

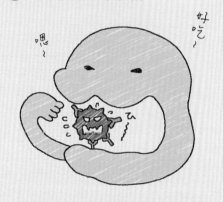

嗜中性球把與抗體結合的細菌吃掉。藉由反覆感染，抗體的數量大幅增加，一下子就把細菌吃光光了。

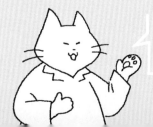

嗜中性球會把細菌吃掉。特別是與抗體結合的細菌是它的最愛。難道是抗體讓細菌變好吃了嗎？

「病毒」進入人體後引發的免疫反應

抗體沒辦法進到細胞裡面

當病毒進入人體，身體最初做出反應的也是自然免疫。這時「自然殺手細胞（NK 細胞）」會率先發動攻擊。把受病毒感染的細胞、癌化的細胞等產生變異的自體細胞摧毀掉。

至於獲得免疫，它跟細菌侵入人體時一樣，會啟動體液性免疫，製造出與病毒部分結構（抗原）相契合的抗體。然而，這樣的攻擊力遠遠不夠。因為造成感染的病毒會進到細胞裡面。抗體沒辦法進到細胞裡面，自然無法對病毒展開直接有效的攻擊。

病毒會將被感染的細胞破壞殆盡

對付病毒感染的獲得免疫，主要還是得靠「細胞性免疫」。此時擔綱的要角是細胞毒性 T 細胞（CTL）。此 T 細胞火力強大，可以徹底催毀被病毒感染的自體細胞。因為它的攻擊力這麼強，所以又被稱為「殺手 T 細胞」。跟抗體一樣，它只會對特定病毒起反應，是具有專一性的毒殺性細胞。只是，這種細胞性免疫必須經過數日才能完全啟動，感染後必須等它反應才行。

殺手 T 細胞（細胞毒性 T 細胞）

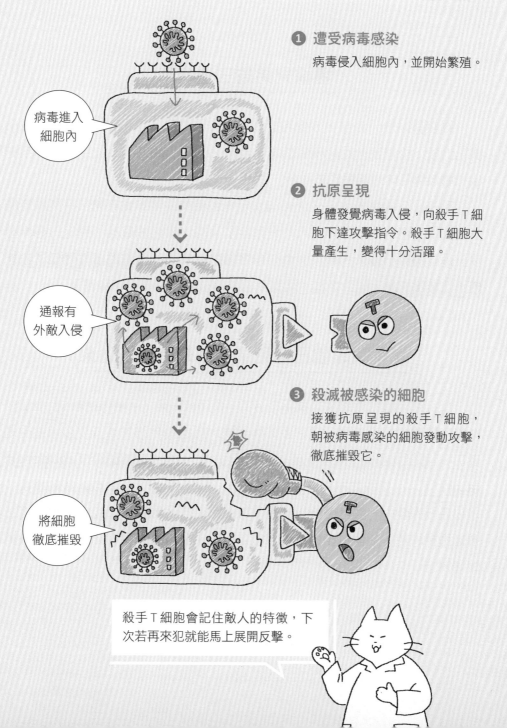

❶ 遭受病毒感染

病毒侵入細胞內，並開始繁殖。

病毒進入細胞內

❷ 抗原呈現

身體發覺病毒入侵，向殺手 T 細胞下達攻擊指令。殺手 T 細胞大量產生，變得十分活躍。

通報有外敵入侵

❸ 殺滅被感染的細胞

接獲抗原呈現的殺手 T 細胞，朝被病毒感染的細胞發動攻擊，徹底摧毀它。

將細胞徹底摧毀

殺手 T 細胞會記住敵人的特徵，下次若再來犯就能馬上展開反擊。

09 疫苗界的大咖「疫苗三兄弟」

堪稱兄弟的三種疫苗

雖然都叫做「疫苗」，但其實疫苗的種類還挺多的。傳統的疫苗主要分成三大類，這裡我們姑且稱它們為「疫苗三兄弟」吧！因為誕生的時間不一樣，所以用兄弟來稱呼它們還挺合適的。

最先出生的是老大，「活疫苗」。「細菌或病毒等病原體，只要感染過一次就不會再得。」這點是人類利用疫苗來防治疾病的原理。只是，病原體畢竟是致病原，進入人體後，會引起各種疾病，必須把它的毒性降低了才能使用（參照 P24）。像這樣，用活病原體製成的疫苗便是活疫苗了。

就算病原體已經死了，還是有預防效果

施打進人體的病原體如果不是活的，會比較安全，風險也比較低，因此，科學家取死亡的病原體，讓它喪失活性後，透過純化將其製成疫苗，這便是老二，「不活化疫苗（滅活疫苗）」了。至於老三是「次單位疫苗（component vaccine）」，是取作為病原體標記的抗原成分，進行人工合成製成的疫苗。把它注入人體內，讓身體誤以為是病原體來犯了，因而引發免疫反應。老三的誕生要歸功於生物科技的進步。疫苗三兄弟到現在都還在工作，沒有人退休喔。

疫苗三兄弟

老大　減毒活疫苗

將活病原體的毒性減弱製成的疫苗。具有較好的免疫保護力，但也容易引起副反應。接種次數少，研發速度慢。

老二　不活化疫苗

殺死病原體，使其活性喪失製成的疫苗。相較於活疫苗，它的保護力有限，效期較短，必須施打多次。

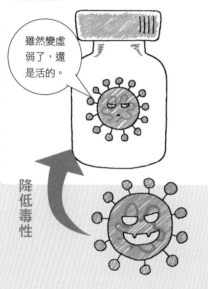

降低毒性

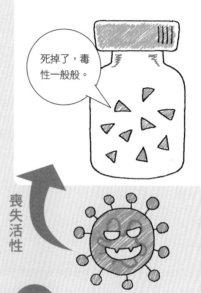

喪失活性

老三　次單位疫苗

萃取病毒等入侵者的特殊蛋白質製成疫苗。副反應少是其特徵。

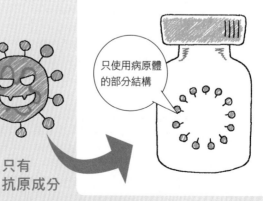

只有抗原成分

將病原體毒性弱化製成的「減毒活疫苗」

建立強大免疫力、接種次數少

　　將細菌或病毒等病原體的毒性減弱，再施打進人體的疫苗為「減毒活疫苗」。換句話說，它是透過接種，讓人體實際感染某病原體，進而產生免疫力的做法。用來製造活疫苗的病原體是「活的」，尚有繁殖的能力。活疫苗能有效激發人體的免疫反應，能維持長期的細胞性免疫力來對付病原體。由於它能使人體獲得彷彿真的感染的強大免疫力，接種次數不需太多，這便是活疫苗的優點。

活疫苗引發的免疫反應

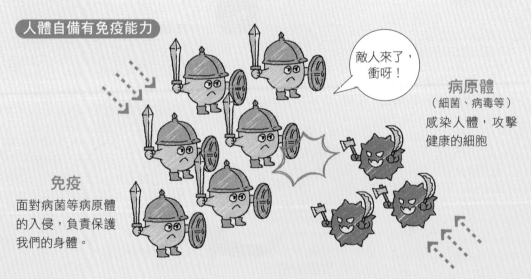

人體自備有免疫能力

敵人來了，衝呀！

病原體
（細菌、病毒等）
感染人體，攻擊健康的細胞

免疫
面對病菌等病原體的入侵，負責保護我們的身體。

當細菌或病毒等病原體入侵時，身體會相應的提高免疫力。

就算出現發病的症狀也在所不惜

　　活疫苗是把活病原體打入人體，存在著一定的風險。雖然它已經被稀釋了，但畢竟是模擬被病原體感染的情況，還是會出現類似得病的症狀。所以，天生免疫力差的人，或是正在接受化療的癌症患者，可能就不適合施打活疫苗了。即便如此，活疫苗還是被用來對抗許多疾病，那是因為人們知道比起真的生病，接種疫苗的風險要小得多。

MEMO

發病的風險　據統計，腮腺炎引起的併發症無菌性腦膜炎（症狀是頭痛或頸部僵直等）發生的機率為 3～10%，施打疫苗後降至 0.1%以下。

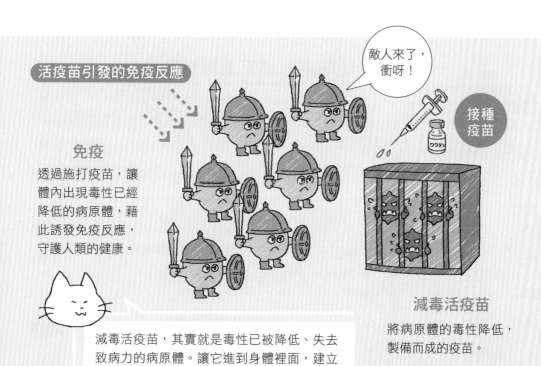

活疫苗引發的免疫反應

敵人來了，衝呀！

接種疫苗

免疫
透過施打疫苗，讓體內出現毒性已經降低的病原體，藉此誘發免疫反應，守護人類的健康。

減毒活疫苗，其實就是毒性已被降低、失去致病力的病原體。讓它進到身體裡面，建立彷彿得病的抵抗力。

減毒活疫苗
將病原體的毒性降低，製備而成的疫苗。

29

11　將病原體「殺死」製成的「不活化疫苗」

不會出現類似得病的症狀

把「還活著」的病毒或細菌施打進人體裡面的「活疫苗」，會引發類似感染的症狀，讓人真的生病，這點就不太妙了。於是，科學家想出或許不要用活的，把病原體「殺死」再打入人體，這樣就沒有問題了，這便是「不活化疫苗」的由來。

其實，病毒不能算是生物，說把它「殺死」似乎不太貼切。總之，不活化疫苗就是用無法在體內繁殖的死病毒製成的疫苗。它不像活病毒那樣，會引發感染的問題，這是不活化疫苗的優點。

必須施打多劑才能建立並維持免疫力

施打不活化疫苗，不會讓你真的生病，但相對於活疫苗，它的缺點就是其所誘發的免疫反應較弱。因此，需要添加「佐劑（adjuvant）」來加強免疫反應。佐劑的功能在讓身體誤以為「受到嚴重感染」，進而獲得較高的免疫反應，產生更好的保護作用。

即使如此，跟自然感染或接種活疫苗相比，不活化疫苗的抗體效價還是不容易上來，就算上來了也很容易掉下去。因此，必須多接種幾次，透過追加效果來提升保護力。流感疫苗之所以每年都要施打的理由便在於此。

MEMO

抗體效價　施打疫苗後，身體產生的對抗病毒（抗原）的抗體數量及效果。

不活化疫苗引發的免疫反應

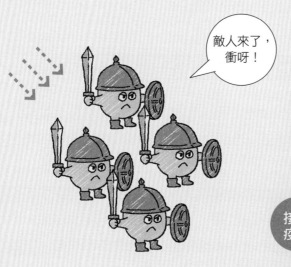

敵人來了，
衝呀！

免疫

透過施打疫苗，讓體內出現已經死滅的病原體，藉此誘發免疫反應，守護人類的健康。

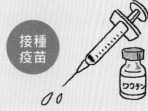

接種
疫苗

不活化疫苗

由失去活性、死滅的病原體製成的疫苗。

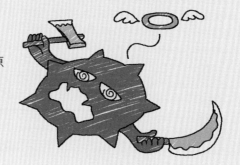

不活化疫苗是用失去活性的死亡病原體製成的疫苗。讓它進入身體裡面，還是能誘發一定程度的免疫反應，只是這保護力稍嫌不夠。

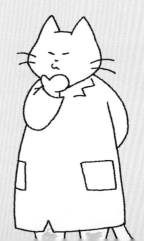

取病原體部分結構製成的「次單位疫苗」

刺激獲得免疫只需細菌或病毒的某部分

　　減毒活疫苗和不活化疫苗，都是用細菌或病毒等完整病原體製成的全病原體疫苗，而疫苗三兄弟的老三「次單位疫苗」，則是取病原體的部分結構，經過人工合成製成的疫苗。

　　要讓疫苗產生保護力，必須找到病原體身上、能引發免疫反應的抗原。只要找到抗原，讓身體產生足夠的抗體，就能預防感染，避免生病。於是，科學家想到了一個方法：那我們就不要讓細菌或病毒的數量增加，**只取它們身上具有抗原特性的部分製成疫苗**，那就不會有問題了。次單位疫苗就是這樣來的。由於它是利用蛋白重組技術製成的疫苗，所以又叫做「重組蛋白疫苗」。

孕育自生物科技的疫苗

　　次單位疫苗的製作原理如下：病毒表面的突起可以作為抗原，科學家先準備好這抗原的設計圖，把它植入酵母、大腸菌、昆蟲或人類的細胞中進行培養。待培養完成後，就把宿主細胞毀掉，只取突起的部分進行純化，製成疫苗。**跟不活化疫苗一樣，次單位疫苗引起的免疫反應比較弱，但副反應較小也較安全，這是它的特徵。**

次單位疫苗的特徵

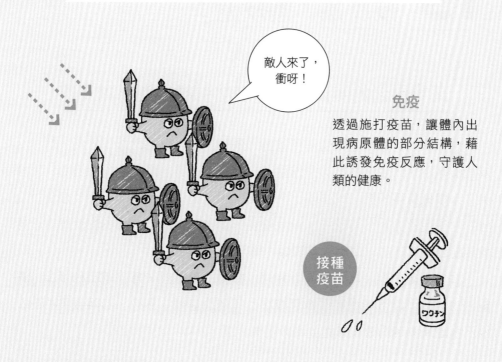

敵人來了，衝呀！

免疫
透過施打疫苗，讓體內出現病原體的部分結構，藉此誘發免疫反應，守護人類的健康。

接種疫苗

次單位疫苗
萃取病原體的抗原成分，經過純化後製成疫苗。

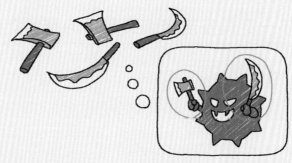

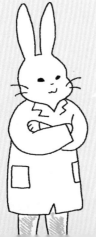

次單位疫苗是只取病原體的部分結構製成的疫苗。讓它進入身體裡面，還是能誘發一定程度的免疫反應，只是這保護力稍嫌不夠。

接種疫苗後產生的、非目的性反應為「副反應」

藥物引起的叫副作用，疫苗引起的則為副反應

治療疾病的藥物通常會有所謂的「副作用」。服藥之後，把病治好了，或把症狀壓下來了，這是「主作用」，而與本來目的無關的作用則為「副作用」。換做疫苗的話，就不叫「副作用」，而是「副反應」。接種疫苗的目的為獲得免疫力、預防感染，避免重症，這些可以說是疫苗的主反應。至於與接種目的無關的一切反應就叫做「副反應」了。

說起疫苗的副反應，通常為發燒、接種部位腫脹、疼痛等輕微症狀。嚴重的，也有可能出現過敏性休克或腦炎等致命症狀。不過，這類嚴重的副反應已經隨著疫苗的改良與進步而大幅減少了。

不一定與疫苗有因果關係的有害症狀為「不良事件」

有個名詞叫「不良事件」，千萬不能把它與疫苗的副反應混為一談。副反應指的是與疫苗有明確因果關係的症狀，但不良事件卻是在接種後出現的所有對健康有負面影響的事件。就舉接種後身體發燒為例好了。如果這發燒是疫苗引起的，那就是副反應；但如果是因為感冒所引起的，那就是不良事件，而不是副反應了。

MEMO

過敏性休克　因藥物等引起的嚴重過敏反應。會出現蕁麻疹等皮膚症狀，腹痛、嘔吐等消化系統症狀，呼吸困難等呼吸系統症狀，這些症狀會同時且急速地發生。

副反應與不良事件

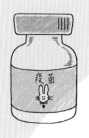

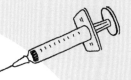

不良事件

服用藥物（注射疫苗）後，出現在患者身上的任何不利症狀、非預期現象。

發燒

呼吸系統症狀

暈眩

嘔吐

副反應

接種後發生的與本來目的無關、人們不希望它發生的作用。

與疫苗接種有明確的因果關係。

頭痛

腹痛腹瀉

耳鳴

疫苗接種後產生的，符合原接種目的的反應為「主反應」。

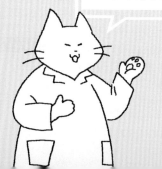

無法確定與疫苗接種有因果關聯性的不良反應為不良事件。

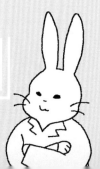

疫苗研發的歷史就是
克服副反應的歷史

副反應太大的天花防治法

在金納醫生成功以牛痘接種法預防天花之前，人們使用的是把天花患者的膿液調製成藥劑，接種在健康人皮膚等部位的「人痘接種法」。用人為的方式引發感染，藉此建立身體對天花的免疫力。然而，這個方法會出現真的發病的嚴重副反應，死亡率高達 2%，甚至傳言說 10%。即使如此，人痘接種法在當時還是十分盛行，那是因為比起真的感染天花，接種人痘的副反應必須承擔的風險還是要小許多。

透過降低病原體的毒性，減輕副反應

後來，金納醫生想出了牛痘接種法，巴斯德成功研發出炭疽菌疫苗和狂犬病疫苗，疫苗的研發歷史就此正式展開。研發疫苗時，科學家重視的不只是防治疾病的效果。整部疫苗研發的歷史，可以說是想辦法降低副反應的歷史。

利用巴斯德發現的繼代培養法、福馬林消毒法等，從 19～20 世紀，對抗豬瘟病毒、破傷風、百日咳、黃熱病、流感、脊髓灰質炎（小兒麻痺症）的疫苗陸續被研發出來。

MEMO

繼代培養法 讓兔子等其他動物感染狂犬病病毒，透過病毒一代又一代地繁衍，使其毒性逐漸減低的做法。

副反應與不良事件

年	
1796	天花（世界第一支疫苗）
1879	霍亂
1881	炭疽病
1882	狂犬病
1890	破傷風
1897	黑死病
1926	百日咳
1927	結核
1932	黃熱病
1937	斑疹傷寒
1945	流感
1952	脊髓灰質炎（小兒麻痺）
1954	日本腦炎
1964	麻疹
1970	風疹
1974	水痘
2006	輪狀病毒

疫苗的研發歷史可以說是想辦法減輕副反應的歷史。

1949 年日本研發出全菌體（全細胞）疫苗，但副反應太大，甚至出現死亡案例。之後，才又研發出不含菌體、副反應低的無細胞性疫苗。

接種活疫苗後，約 200 萬～ 400 萬分之一的案例會因為副反應引發肢體麻痺。現在普遍使用安全性高的不活化疫苗。

疫苗 1998 年就已經上市，卻被判定會出現損害腸道的副反應。經過改良，目前使用的疫苗已經好多了。

15 「減毒 · 培養 · 純化」 活疫苗的製作過程

減毒活疫苗用的是無致病力的病毒

活疫苗的種類五花八門，但簡單歸納其製作工程，主要分成：❶萃取具有抗原特性的病毒或細菌，降低其毒性。❷繁殖毒性已經減弱的病原體。❸純化繁殖好的病原體。❹添加安定劑或保存劑等四步驟。

說到❶降低毒性的方法，有所謂的繼代培養法：把細菌或病毒接種在不同種類的動物身上，讓感染持續下去，而病原體的毒性也逐代減弱的做法。譬如利用人類或其他動物的細胞繁殖會感染人類的病毒，連續繁衍幾代後，這病毒就會變成對人類沒有致病力的病毒。最後再把這病毒株製成疫苗使用。

活疫苗的製作流程

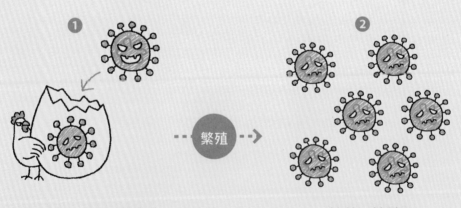

❶ 收集病毒，降低其毒性
把收集到的病毒打入雞的受精卵（胚胎）中，降低其毒性。

❷ 培養、繁殖
用雞蛋培養病毒，使病毒數量增加。取得培養液。

利用雞的胚胎或動物細胞來繁殖病原體

　　至於❷繁殖病原體的方法，有雞胚培養法、動物接種法、細胞培養法等。這些都是增加作為抗原的病原體的方法。

　　接著❸是去除多餘的成分，進行精製、純化。像不活化疫苗的話，會用藥劑把病毒粒子分解、去除，或用藥劑使作為抗原的病毒喪失活性。然後再把這疫苗原液稀釋成方便注射的劑量。

　　❹添加安定劑或保存劑。不活化疫苗普遍會添加佐劑。這樣製成的疫苗，必須通過日本國立感染症研究所的國家檢驗才能上市。

MEMO

佐劑 又被稱為非特異性免疫增生劑，主要在增加疫苗的效用。由於不活化疫苗誘發的免疫反應較弱，必須添加佐劑加強其效果。

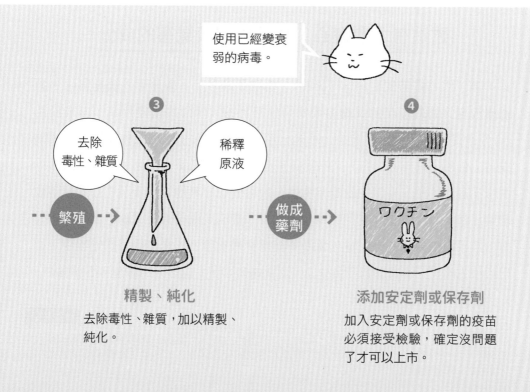

使用已經變衰弱的病毒。

❸ 去除毒性、雜質　稀釋原液

繁殖 ┈▶ 做成藥劑 ┈▶

ワクチン

精製、純化
去除毒性、雜質，加以精製、純化。

添加安定劑或保存劑
加入安定劑或保存劑的疫苗必須接受檢驗，確定沒問題了才可以上市。

16　疫苗究竟含有哪些成分？

主成分是抗原，但安定劑或保存劑也不可或缺

　　疫苗的「主要成分」是病毒或細菌中能成為抗原的部分。讓抗原進入身體裡面，誘發人體的免疫反應，進而產生抵抗力，這便是疫苗的功用。**為了避免抗原受到破壞或凝固，有些疫苗會加入「安定劑」**。以前常用明膠作為安定劑，但明膠可能引發過敏反應，所以現在都用麩胺酸鈉或乳糖比較多。再者，**為了增加疫苗的保存性，也會放入「保存劑」**。其他的，像是為了避免細菌的繁殖、汙染，也會使用能殺菌、同時對疫苗是安全的硫柳汞（Thiomersal）或苯氧乙醇（Phenoxyethanol）等作為抗菌藥。

雖然有人會擔心，卻是對健康無害的成分

　　為了維持疫苗的酸鹼值（pH 值、氫離子濃度），會使用「緩衝劑」。酸鹼值改變，會使疫苗的保護力或安全性打折扣，所以緩衝劑是為了減緩疫苗 pH 值改變的必要成分。此外，不活化疫苗裡還加入了能加強免疫反應的輔助成分「佐劑」（參照 P39）。佐劑通常為含有鋁的物質，不過，相較於人體經由食品攝取的量，疫苗中的鋁非常少，大可放心。其他像是疫苗製造過程中會使用「抗菌藥」，但所使用的量也非常少，變成成品後幾乎就驗不出來了。還有，為了讓病原體失去活性，會使用福馬林來殺菌。只是在純化的過程中，都已經被去除了，不會進到疫苗裡面，就算還有殘留，也都非常微量，不須擔心。

MEMO

硫柳汞　曾有論文發表，說麻疹、腮腺炎、德國麻疹三合一疫苗中的硫柳汞是造成兒童自閉症的原因，不過，後來經過大規模的研究調查，已否定了此說法，該論文也被撤回了。

疫苗的成分

主成分

抗原

取病原體身上，能有效引發人體免疫反應的物質為主要成分。

延長疫苗的使用期

保存劑

提高疫苗的保存性，防止細菌孳生。

維持疫苗的酸鹼值

緩衝劑

減緩疫苗 pH 值（氫離子濃度）的改變。是維持疫苗效果與安全性之必要成分。

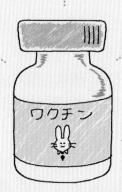

防止疫苗受其他細菌或病毒的汙染

抗菌藥

防止培養出不需要的細菌或病毒。只使用極少的量，做成成品後幾乎驗不出來。

防止抗原受到破壞

安定劑

防止抗原損傷或凝固。通常使用麩胺酸鈉或乳糖。

使病原體失去活性

滅活劑

使用福馬林殺死病原體。

所有成分都必須在確保安全的前提下使用。

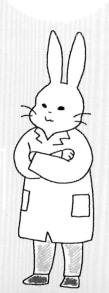

17 疫苗接種後要多久才會有保護力？

活疫苗一個月以後就會有保護力

　　疫苗接種後，大概多久才會出現預防疾病的保護力？當然，不可能「立即見效」，必須等到「**身體出現抗體增加的免疫反應**」，才算是有保護力。那麼，疫苗打下去後要多久抗體才會增加到足夠的數量呢？

　　如果是活疫苗的話，接種後身體會出現彷彿真的被病原體感染的狀態，所以必須等到抗體量上升，也就是度過潛伏期（病原體進入人體到發病的這段時期）後才會有保護力。通常，**接種一個月後，就能產生一定的保護力。**不過，應該在稍早之前，我們的身體就已經有抵抗力了。

疫苗接種後要多久才會產生保護力

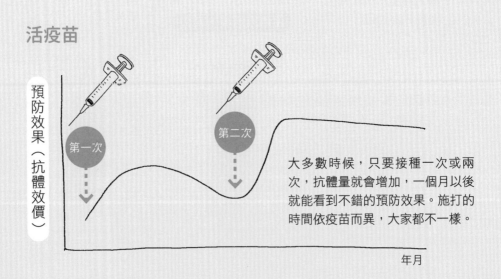

活疫苗

預防效果（抗體效價）

第一次

第二次

大多數時候，只要接種一次或兩次，抗體量就會增加，一個月以後就能看到不錯的預防效果。施打的時間依疫苗而異，大家都不一樣。

年月

不活化疫苗必須接種多次才會有保護力

　　不活化疫苗是讓失去活性、死滅的病原體進入體內，只接種一次，並無法產生足夠的抗體量。**必須多接種幾次，才會有保護力。**

　　至於每次接種需間隔多久？總共要接種幾次？這個因疫苗而異。每種疫苗都有自己專屬的接種時程表，我們就按照這時間表來接種就對了。

　　用來對付新冠病毒的疫苗有很多種，日本普遍施打的是 mRNA 這種新型態疫苗。這種疫苗**必須接種兩次，**據說在第二次接種的 **2～3 週後就可以看到預期的效果。**

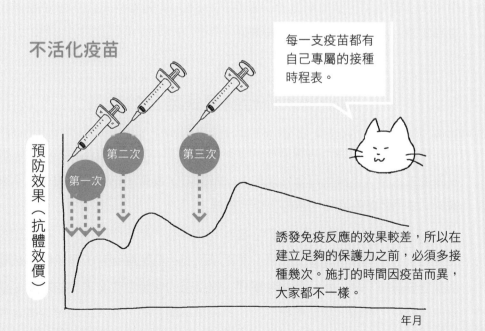

不活化疫苗

每一支疫苗都有自己專屬的接種時程表。

第一次　第二次　第三次

預防效果（抗體效價）

誘發免疫反應的效果較差，所以在建立足夠的保護力之前，必須多接種幾次。施打的時間因疫苗而異，大家都不一樣。

年月

THEME 18 疫苗的保護力可以維持多久？

活疫苗可以維持 10 年以上，
不活化疫苗則大部分為 3 ～ 10 年

　　接種疫苗後產生的保護力，可以維持多久的時間？這點因疫苗的種類不同而有很大的落差。一般來說，「活疫苗的保護力可以維持 10 年以上，不活化疫苗則為 3 ～ 10 年」。但實際的狀況還是要看**疫苗的性能、接種者自身的免疫條件、疾病流行的狀況、接種者的年齡等，這些都會影響疫苗的保護期限**。

　　說到疫苗的性能，抗原的免疫原性（抗原誘發免疫反應的能力）越強的，疫苗的保護期限會越長；免疫原性越弱的，疫苗的保護期限會越短。再者，過期的疫苗或是保存不當（沒有做到低溫保存之類的）的疫苗，也有可能效果就沒那麼好了。至於新冠肺炎疫苗的保護力能夠維持多久？這點到現在還沒有定論，必須等後續的報告出來。

傳染病大流行將延長疫苗的效果

　　疫苗的保護力會因接種對象的健康狀況而異。**本身免疫條件好的人，很容易就產生抗體；本身免疫條件差的人，就算打了疫苗，抗體效價還是上不來。**當然，這對疫苗保護期的長短也會有影響。

　　當某傳染病大流行時，由於人體一再暴露在大量病原體當中，在追加效果的作用下，身體會持續產生抗體。然而，只要不再接觸到新的病原體，抗體效價就會慢慢掉下來。還有**幾歲時接種**，對疫苗的保護力也有很大的影響。舉麻疹疫苗為例，不滿一歲就接種的話，效果是不顯著的。所以，必須在適當的年齡進行疫苗的接種。

疫苗的保護期限

據研究，接種流感疫苗後，需要兩週身體才會產生足夠的抗體，疫苗的保護力大概可以維持 5 個月的時間。每年 12 月到 3 月是流感流行的季節，所以在流行前的 10 月份接種是最適合的。

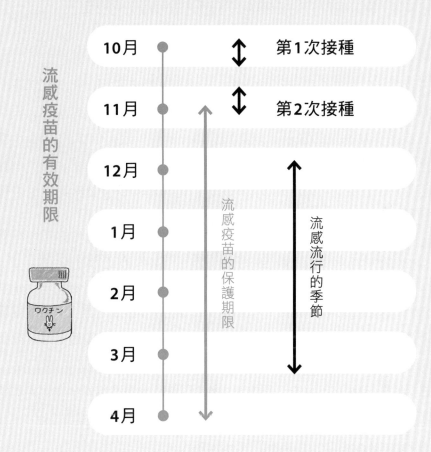

流感疫苗的有效期限

10月	↕	**第1次接種**
11月	↕	**第2次接種**
12月		
1月		
2月		
3月		
4月		

流感疫苗的保護期限

流感流行的季節

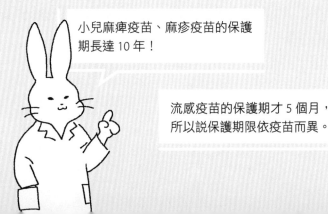

小兒麻痺疫苗、麻疹疫苗的保護期長達 10 年！

流感疫苗的保護期才 5 個月，所以說保護期限依疫苗而異。

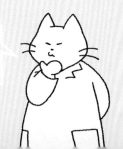

新冠肺炎疫苗是全新型態的疫苗

新興的「mRNA（信使 RNA）疫苗」

對付新型冠狀病毒（SARS-CoV-2），各國對於疫苗的研發都十分認真快速，可謂如火如荼，不到一年的時間，已經有好幾支疫苗上市，實際派上用場。這裡面要以使用未曾核准的新技術製成的新形態疫苗，最受世人矚目。

日本第一支批准的疫苗，是美國輝瑞（Pfizer）公司製造的 mRNA 疫苗（message RNA）疫苗。莫德納（Moderna，美國）公司生產的也是 mRNA 疫苗。至於阿斯利康（AstraZeneca，英國）公司則成功研發出病毒載體疫苗。

把蛋白質的「組裝說明書」植入人體的疫苗

傳統的疫苗，活疫苗也好，不活化疫苗、次單位疫苗也罷，都是把細菌、病毒本身，或是其部分結構、特定蛋白質打入人體裡面的疫苗。相較於此，mRNA 疫苗或病毒載體疫苗則是把攜帶有遺傳訊息的分子（DNA 或 RNA，又稱蛋白質的組裝說明書）送入人體中。病毒載體疫苗更是以其他病毒為載體，利用它們把目標病毒的 DNA 遞送進去。就這樣，病毒的特異蛋白在體內生成，免疫系統偵測到這蛋白，進而產生免疫反應。

因此，只要破解目標病毒或細菌的基因序列，就可以在短時間內把疫苗研發出來，這是此類疫苗的特徵（詳見第 5 章）。

編注 抗原蛋白：病原體身上具有抗原特性，能誘發免疫反應、刺激抗體產生的特定蛋白質。

新冠肺炎疫苗

mRNA（信使 RNA）疫苗

把病毒的蛋白質設計圖 RNA（這裡用的是攜帶有遺傳訊息的 mRNA），包上人造的脂膜，送進人體裡面。細胞根據打入的 RNA，製造出病毒的抗原蛋白，誘發免疫反應，刺激抗體產生。製作過程簡單，很快就能研發出來。

病毒載體疫苗

利用已經處裡過、失去毒性的病毒為載體，把目標病毒的 DNA 送進人體細胞，製造所需的抗原蛋白，誘發免疫反應。可以產生比較好的保護力，但沒辦法多次使用。

DNA 疫苗

把病毒的蛋白質設計圖 DNA（存有抗原蛋白的遺傳訊息）直接送進人體裡面。讓人體細胞自行製造出病毒的抗原蛋白，誘發免疫反應，刺激抗體產生。這類疫苗的保護力較差，但製造成本低，便於大量生產。

傳統疫苗是取有致病力的病毒，在外面培養好、安全加工好之後製成的疫苗。

新型態疫苗是應用病毒的遺傳訊息，取病毒的基因序列製成的疫苗。

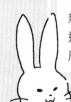

47

重 點 整 理

[01] 有些病得過一次就不會再得。這「不再感染」現象是人體免疫系統的功勞。

[02] 接種疫苗是故意讓身體生一場小病。藉由輕微感染來預防重症。

[03] 病毒沒有細胞結構，必須侵入其他生物的細胞才能繁殖。

[04] 免疫分成以不特定多數病原體為對象的自然免疫，以及以曾經入侵身體之單一病原體為對象的獲得免疫。

[05] 發覺有細菌入侵，身體的免疫系統會產生抗體，展開攻擊。

[06] 受到病毒感染時，人體擁有強大攻擊力的免疫細胞會摧毀被病毒入侵的細胞。

[07] 傳統的疫苗主要有減毒活疫苗、不活化疫苗與次單位疫苗三種。

[08] 接種疫苗後出現的、與原接種目的無關的一切反應稱為「副反應」。

施打疫苗是利用人體的免疫機制，達到預防疾病的效果。

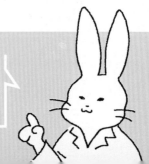

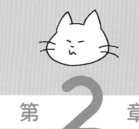

第 **2** 章

人類與免疫的
戰爭

曾經席捲全球的傳染病是如何平息的？

又名「黑死病」的鼠疫

歷史上，曾經有幾次傳染病在全世界肆虐，造成感染人數和死亡人數不斷攀升。大家所熟知的有**被稱為黑死病的鼠疫**。鼠疫在 6 世紀和 14 世紀曾經大流行，19 世紀末～ 20 世紀初也曾流行過。這全球性瘟疫是如何止息的？正確的答案沒有人知道，不過，疫情可以被抑制下來，大約都**跟嚴格的隔離政策與衛生環境改善有關**。

還有跟鼠疫一樣，曾奪走無數條人命的**天花病毒，因為疫苗的普及而被撲滅了**，不同的是，鼠疫桿菌並沒有從地球上消失。只不過現在有了疫苗，可以利用抗生素進行治療，過去那種大流行發生的機率應該是不高了。

「西班牙流感」變成殺傷力較弱的季節性流感

距今 100 年前左右，曾經爆發**被稱為西班牙感冒的流感**大流行。據說世界人口總共 16 億人，其中就有 **5 億人受到感染，超過 5000 萬人死亡**。當時還沒有疫苗，這場瘟疫是如何止息的？沒有人說得清楚，不過，終究得歸功於隔離等防疫措施，成功把疫情壓了下來。西班牙流感因為病原體 H1N1 病毒的不斷變異，現在已經變成季節性的流感了。

MEMO

鼠疫桿菌　鼠疫的病原體鼠疫桿菌，以寄生在老鼠身上的跳蚤為媒介，傳染到人身上。然後，感染者咳出的飛沫又會造成其他人的感染，導致病菌很容易就傳播出去。

征服傳染病的道路

天花

西元 1796 年，英國醫生金納成功研發出世界第一支疫苗。他先設法讓人體感染症狀比天花輕微的牛痘，當人體產生免疫力後，再面對天花就不怕了。金納醫生的「牛痘接種法」推廣至全世界，直至 1980 年 WHO 宣布世界上再無天花。

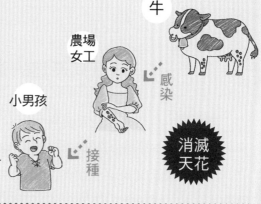

牛

農場女工

感染

小男孩

接種

恢復健康

消滅天花

鼠疫

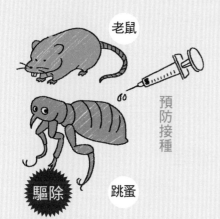

老鼠

預防接種

驅除

跳蚤

1894 年，日本學者北里柴三郎來到香港，在那裡發現了鼠疫桿菌。之後，人們採取更有效的預防方法、消毒方法，更積極研究治療法。基本上，防治鼠疫的措施不外驅除身上帶有鼠疫桿菌的老鼠或跳蚤，預防施打抗菌藥劑等。目前仍有部分區域會出現感染者。

驅除

西班牙流感

病毒在 20 世紀前半期，持續變異，致病力減弱，變成季節性的流感。此外，因為傳播區域極廣，人類已經獲得群體免疫力。現在有疫苗，是可以治療的疾病。

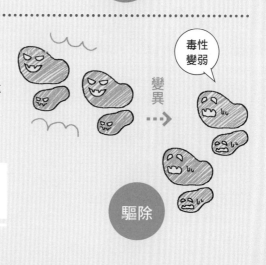

毒性變弱

變異

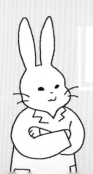

人類與傳染病的戰爭仍將持續下去。

驅除

21 【人類抗疫史①】
疫苗與血清療法的問世

降低病原體的毒性製成疫苗

有些病一旦得過就不會再得，針對此現象，人類想出了兩個方法來對付傳染病。其一，**接種疫苗來預防感染**。其二，**用血清療法來治療感染**。

率先研發出減毒活疫苗的人是路易 · 巴斯德（1880 年）。把放置很長時間、毒性已經降低的雞瘟細菌培養液給雞喝，之後就算雞再喝到新鮮的雞瘟細菌培養液也不會死掉。雖說他並不知道這是因為雞的體內已經產生了抗體，但疫苗總算是誕生了。

血清療法的運作原理

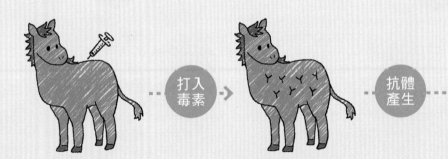

注射毒素

把細菌釋出的毒素注射到馬身上。

打入毒素 →

動物體內產生抗毒素（抗體）

通過注射，讓馬的體內產生抗毒素（抗體）。

抗體產生

以前抗體被稱為「抗毒素」

　　北里柴三郎發現抗體會誘發人體的免疫反應（1890 年）。破傷風菌會讓人生病，是因為受到感染的細菌會釋放出毒素，把這毒素注射到動物身上，如果它能活下來，代表它的身體已經具備對抗細菌的能力。接著，北里又發現能發揮抵抗力的因子存在於動物的血清之中。這個因子就是抗體，不過，在當時被稱為「抗毒素」。北里和埃米爾・貝林（Emil Behring）一起發明了血清療法。首先，他們把毒素打入動物體內，製造出抗體（抗毒素）。由於抗體存在血清（血液上層清澈透明的部分）當中，於是他們從動物的血液萃取出血清，再把這血清打入患者的體內。

MEMO

幫「疫苗」取名的父親　把預防傳染病的藥劑取名為「疫苗（vaccine）」的人是巴斯德。拉丁文的乳牛為「vacca」，藥為「ine」，兩個字結合在一起就成為「vaccine」。據說這是為了表揚發明牛痘接種法的金納醫生的功績而命名的。

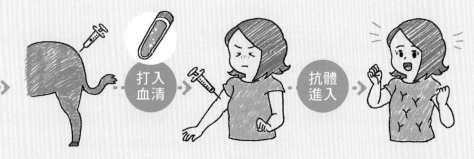

打入血清　　　　抗體進入

抽血、取出血清
（血液的主要成分）
血清中含有抗毒素，抽取馬的血液，取出血清。

抽血、取出血清
（血液的主要成分）
將抽出的血清經過純化處理後，打入患者體內。

免疫系統啟動
抗體進入患者體內，免疫系統啟動。

【人類抗疫史②】
記取教訓，小兒麻痺近乎根除

第一支小兒麻痺疫苗因滅活不完全而宣告失敗

脊髓灰質炎，簡稱脊灰，是一種運動神經受感染的疾病，俗稱小兒麻痺症。其致病的原因小兒麻痺症病毒，在 1908 年被卡爾 · 蘭德施泰納（Karl Landsteiner）發現。他把含有死亡病童脊髓的液體注射到猴子身上，確認猴子果然得到小兒麻痺症。第一支小兒麻痺疫苗，是約翰 · 科勒默（John Kollmer）於 1934 年發明的不活化疫苗。當時有 1 萬人接種了疫苗，卻因為病毒滅活的不完全而造成 10 名孩童肢體殘障，甚至傳出死亡病例。當然，疫苗的接種也就戛然而止了。

伴隨活疫苗的普及，小兒麻痺幾乎絕跡

第一位成功培養出小兒麻痺症病毒的人是約翰 · 恩德斯（John Enders，1948 年）。自此疫苗的研發有了進步。1953 年，約納斯 · 沙克（Jonas Salk）成功研發出安全的疫苗：利用猴子的腎臟細胞培養出病毒，再以福馬林殺死病毒後製成不活化疫苗。聽說一開始是用猴子的睪丸細胞來培養病毒的，但接種的人心裡不痛快、覺得怪怪的，這才改用腎臟細胞。

之後，阿爾伯特 · 沙賓（Albert Sabin）更成功研發出安全的活疫苗（1962 年）。此疫苗的效能非常高，包括日本在內的世界各國總算成功遏止了小兒麻痺的流行。

MEMO

消滅脊灰 計畫	WHO 於 1988 年的　年度大會做出決議：「要在 2000 年以前讓小兒麻痺症從地球上消失。」當時，全世界每年的感染人口多達 35 萬人，2016 年已經降至 37 人。只是，目前尚無法完全將之根除，偶爾還是有病例出現。

消滅脊灰之路

❶ 發現小兒麻痺症病毒

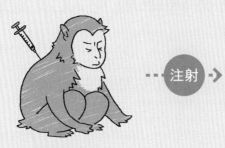

幫猴子打針

把含有死亡病童脊髓的液體注入猴子體內。

猴子得到小兒麻痺症

猴子出現小兒麻痺症狀，確定感染小兒麻痺症病毒。

❷ 第一支小兒麻痺疫苗

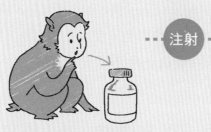
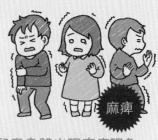

取猴子脊髓製成疫苗

讓 1 萬人接種使用猴子脊髓製成的不活化疫苗。

兒童身體出現麻痺現象，造成終身殘疾。

接種後有 10 名兒童出現麻痺的副反應，甚至發生死亡案例。該疫苗滅活得不夠徹底，接種計畫因而喊卡。

❸ 研發出活疫苗

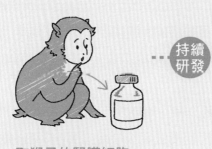
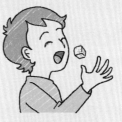

取猴子的腎臟細胞製成疫苗

科學家成功研發出新的不活化疫苗。用猴子的腎臟細胞培養病毒。

從不活化疫苗進步到活疫苗

科學家成功研發出效果顯著的活疫苗。把疫苗注入方糖裡面，用口服的就可以了。

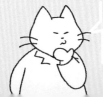

腎臟會比睪丸來得好是吧……？

【人類抗疫史③】
只要提高接種率就可以消滅的疾病

20 世紀中期終於有麻疹疫苗問世

麻疹號稱一輩子一定要得一次的疾病,其致病原是傳染力極強的麻疹病毒。成功把它分離出來的人,就是成功培養出小兒麻痺症病毒的約翰・恩德斯博士。他從得到麻疹的一名叫做艾德蒙斯頓(Edmonston)的少年身上把病毒分離出來(1954 年)。自此疫苗的研發有了很大的進展,終於在西元 1960 年,恩德斯成功研製出活的麻疹疫苗。當時他所使用的病毒株(Edmonston 病毒),乃代表性的麻疹病毒,至今仍廣泛運用在研究等各方面。

原以為已經消滅卻又死灰復燃、捲土重來

在那之後,麻疹疫苗經常跟腮腺炎(Mumps)疫苗、德國麻疹疫苗混合在一起,製成三合一的 MMR 疫苗(Measles, mumps and rubella vaccine),為民眾進行接種。不過,日本因為腮腺炎疫苗的定期接種計畫已經喊卡了,所以目前普遍為民眾施打的是混合麻疹與德國麻疹的二合一 MR 疫苗(Measles and rubella vaccine)。

1974 年,WHO(世界衛生組織)除了持續推行消滅天花計畫,更確定小兒麻痺和麻疹是可以杜絕的傳染病,因而決定採取擴大預防接種計畫。有一段時間美國等國家成功排除了麻疹,日本也在 2015 年認證麻疹已經消失了。不過,最近經常發生從東南亞等地攜入的病毒造成國內感染的案例。所以,大家還是要按照接種時程表,確實完成預防接種喔。

麻疹疫苗的開發史

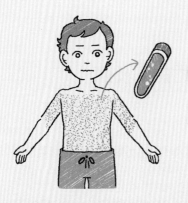

❶ **取得麻疹病毒株**
1954 年，恩德斯從少年艾德蒙斯頓身上成功分離出麻疹病毒。

❷ **製成疫苗**
恩德斯成功研發出用活病毒製成的麻疹疫苗。經過不斷的改良精進，該疫苗普及至全世界，造福世人。

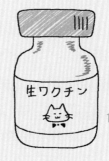

生ワクチン

1960年疫苗問世

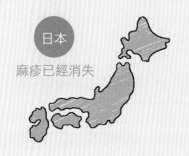

日本

麻疹已經消失

❸ **麻疹變成可以杜絕的傳染病**
就連預防接種總是慢半拍的日本也在 2015 年被列入麻疹排除國。

❹ **境外移入的病毒**
最近病毒從國外、東南亞等地被帶了進來，麻疹又流行起來。

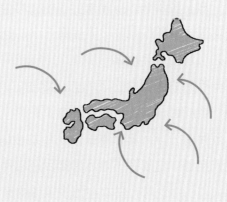

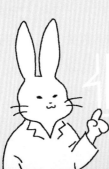

預防接種十分重要！

副反應的歷史

引發後遺症甚至死亡的副反應

若說疫苗的中心思想，主要目的是「讓人生一場小病，以預防類似的重症」，那麼，生一場小病所引發的附帶作用就是副反應了。副反應若是接種部位腫脹、疼痛，身體發燒、頭痛等程度的話，還可以忍受，但若是留下後遺症，甚至危及性命的話，那就不妙了。在疫苗的發展史中，這樣的副反應確實曾經出現過。

然而，在傳染病兇猛、疫情肆虐的時代，人們看重的是疫苗的防治效果，不太會去注意副反應。二次大戰後，日本沿襲 GHQ（駐日聯軍總司令部）的預防接種政策，推行大規模的預防接種，當時曾經出現因施打白喉疫苗而死亡的案列，卻也沒有得到太多的關注。

發生疫苗事故，導致日本成為預防接種落後國

施打疫苗後，疫情受到控制，感染人數減少，這個時候人們就會開始關心副反應，特別是造成後遺症或死亡的副反應會受到嚴格審視。日本政府於 1992 年的種痘後得到腦膜炎的官司被判敗訴，付出鉅額國賠。隔年的 1993 年，又因副反應的影響中止了 MMR 疫苗的接種計畫。腮腺炎疫苗的製造方法出了問題，造成每 800 名接種者就有 1 人感染腦膜炎，甚至出現死亡案例。因為發生了這件事，1994 年日本修改了預防接種法，政府的預防接種政策從「強制所有民眾接種」變成了「強烈建議民眾接種」，接種疫苗不再是強制義務，而是努力義務。這也導致日本在預防接種的進度上，遠遠落後其他國家。

副反應的感受因人而異

同樣的疫苗，大家的副作用反應卻不一樣

感染者眾多	只有零星的感染者

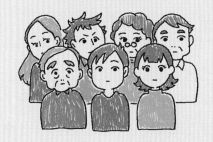 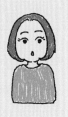

接種疫苗 **接種疫苗**

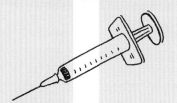 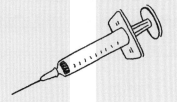

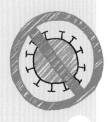 大家重視的是疫苗的預防效果，疫苗的好處會被放大。

 大家對疫苗沒有需求，也感受不到疫苗的好處。

副反應先放一邊，不管它　　副反應受到嚴格審視

疫苗的保護力和安全性，你會怎麼選擇？

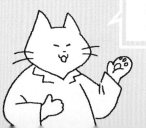

疫苗事故的歷史

疫苗的製造方法出了問題，接種後有人死亡

回顧疫苗的發展歷史，確實曾經發生因接種不當疫苗而死亡的案例。沙克成功研發出第一支小兒麻痺疫苗（參照 P54），可是接種後沒多久，就有人因為卡特製藥廠（Cutter Laboritories，美國負責生產疫苗的六家公司之一）生產的疫苗而出現癱瘓現象。總共有 38 萬人施打了卡特疫苗，其中有 204 人發病，最後更演變成 11 人死亡的重大事故。**卡特製藥廠沒有遵守沙克的製藥指示，病毒滅活得不夠徹底，是造成該起事故的原因。**這起疫苗事故又被稱為「卡特事件」。

過去因施打疫苗而發生的重大事故

FILE No.1
小兒麻痺疫苗引發的「卡特事件」

❶ 美國政府讓民眾接種卡特藥廠生產的小兒麻痺疫苗。

❷ 接種後，有人感染了病毒。

❸ **38萬名接種者中，有204人發病，11人死亡。**

❹ 卡特藥廠停止生產，回收疫苗。

❺ 之後，疫苗的製造受到嚴格的控管與規範。

百日咳疫苗曾造成死亡案例

百日咳疫苗，是在 1949 年用已經喪失活性（經過滅活）的百日咳桿菌製成的全病原體疫苗。其副反應很強，**1974 ～ 75 年間，陸續有接種後死亡的案例被報導，導致各國的預防接種計畫被迫中斷。**停止接種的影響很大，全球百日咳的感染人數一下子從 1 萬暴增到 3 萬，死亡人數也從一年 20 人變成一年 100 人。後來，日本研發出無細胞性疫苗（不用完整菌株，只萃取部分有效成分來製成疫苗），世界各國也紛紛採用該款安全性較高的疫苗。至於西元 1974 ～ 1975 年間發生的接種疫苗後死亡的不良事件，也有報告指出，這跟疫苗的副反應無關，是基因異常引起的疾病所致。

是的，歷經這些死亡事故的黑歷史，更安全的疫苗終於被研發出來了。

MEMO

疫苗製造受到嚴格規範 卡特事件以後，疫苗的製造規範變得更為嚴格，疫苗的安全性大幅提升。

FILE No.2
百日咳疫苗導致的死亡事故

徹底做好安全管理非常重要！

1. 科學家研發出用完整百日咳桿菌製成的全病原體疫苗

2. 副反應太強，接種後陸續出現死亡案例。

3. 接種計畫暫時喊停。

4. 停止接種後，全球感染人數一下子從1萬變成3萬，死亡人數也從一年20人暴增到100人。

5. 日本研發出無完整菌體的無細胞性百日咳疫苗。世界各國普遍採用。

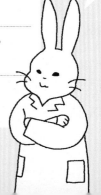

從諾貝爾獎看疫苗的研發歷史

對於疫苗有偉大貢獻的學者應該獲獎

憑藉優異的研究表現，對世人做出偉大貢獻的學者會被頒予諾貝爾獎，是在 20 世紀初始 1901 年才有的事。所以，在那之前已經做出偉大貢獻的金納醫生或是巴斯德，當然就不會獲獎了。因為從事與疫苗開發有關的研究而得到諾貝爾獎的第一人，是第一屆的生理學或醫學獎得主埃米爾·貝林（Emil Behring）。他因為「對血清療法的研究，特別是在治療白喉應用上的貢獻」而獲獎。話説，貝林的研究夥伴，發明破傷風血清療法的北里柴三郎卻與諾貝爾獎失之交臂，沒能獲獎。

對小兒麻痺疫苗與麻疹疫苗的研發多有貢獻而獲獎

貝林和北里的老師羅伯·柯霍（Robert Koch），因「對結核病的相關研究和發現」於 1905 獲得諾貝爾獎。是他發現了結核菌，提出結核菌素試驗（tuberculin test）的檢查法。

發現小兒麻痺病毒的卡爾·蘭德施泰納，於 1930 年因為「發現人類血型」（不是因為小兒麻痺症的研究）而獲獎。不過，成功繁殖出小兒麻痺病毒的約翰·恩德斯就是因為「與小兒麻痺病毒繁殖有關的研究」於 1954 年獲頒諾貝爾獎。之後，恩德斯更成功研發出麻疹疫苗。

有這麼多獲獎者出現，可見免疫或疫苗的研究對世人的影響有多大。近年在免疫學領域每每有令人耳目一新的發展，是以 20 世界後半期，甚至進入 21 世紀後，仍有許多學者獲頒諾貝爾獎。

免疫學領域的諾貝爾獎得主們

年	獲獎者	獲獎理由
1901	埃米爾·貝林	針對白喉之血清療法的研究
1905	羅伯·柯霍	對結核病的相關研究與發現
1908	保羅·埃爾利希	與抗毒素及免疫性有關的研究
	埃黎耶·埃黎赫·梅契尼可夫	與吞噬細胞有關的研究
1912	亞力克西·卡雷爾	與血管吻合以及器官移植有關的研究
1913	夏爾·羅貝爾·里歐	與過敏反應有關的研究
1919	朱爾·博爾代	補體的發現
1930	卡爾·蘭德施泰納	人類ABO血型的發現
1951	馬克斯·泰勒	黃熱病疫苗的研發
1954	約翰·恩德斯	與小兒麻痺病毒之繁殖有關的研究
1960	法蘭克·麥克法蘭·伯內特	發現獲得性免疫耐受
	彼得·梅達沃	
1972	羅德尼·羅伯特·波特	發現抗體的化學結構
	傑拉爾德·埃德爾曼	
1977	羅莎琳·薩斯曼·耶洛	發現胜肽激素的放射免疫分析法
1980	喬治·斯內爾	關於免疫系統的發育和控制特異性的理論
	讓·多塞	
	巴茹·貝納塞拉夫	
1984	尼爾斯·傑尼	發現單株抗體產生的原理
	喬治斯·克勒	關於免疫系統的發育和控制特異性的理論
	色薩·米爾斯坦	
1987	利根川進	破解抗體多樣性產生的遺傳學原理
1990	唐納爾·托馬斯	發明應用於人類疾病治療的器官和細胞移植術（托馬斯是骨髓移殖，默里是腎臟移植）
	約瑟夫·默里	
1996	羅夫·辛克納吉	發現細胞介導的免疫防禦特性
	彼得·杜赫堤	
2011	拉爾夫·斯坦曼	發現樹突細胞和其在後天免疫中的作用
	朱爾·A·奧夫曼	對於先天免疫機制活化的發現
	布魯斯·博伊特勒	

研究有毒的水母，發現嚴重過敏反應之「過敏性休克」

泰勒本人也在研究黃熱病的過程中感染發病。幸好他撿回一命，在疫苗還沒開發出來之前就已產生抗體。

伴隨成長發育，抗體的基因會適時變動更換，憑藉重組後的基因就可產生足夠的抗體。

日本免疫學者本庶佑教授（京都大學）亦於 2018 年獲頒諾貝爾生理·醫學獎。

重 點 整 理

〔 01 〕 人類成功終結了鼠疫、天花、西班牙流感等引起的全球性瘟疫。

〔 02 〕 在不知道為什麼有效的情況下，預防疾病的疫苗誕生了。

〔 03 〕 屢戰屢敗，屢敗再屢戰，終於因為疫苗的普及，小兒麻痺症近乎根除。

〔 04 〕 麻疹是可藉由提高接種率消滅的疾病。

〔 05 〕 接種後的副反應乃必要之惡，但若留下後遺症，甚至危及性命的話，那就無法接受了。

〔 06 〕 經過數起死亡事故的教訓，疫苗的安全性大幅提升。

〔 07 〕 從事與免疫或疫苗有關研究的學者，已有多人獲頒諾貝爾獎。

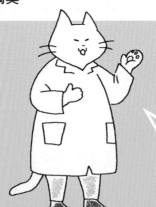

努力開發疫苗，同時提高其安全性，人類就這樣一路與傳染病奮戰了過來。

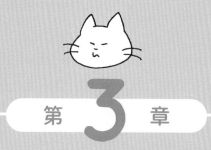

第 **3** 章

兒童施打的
疫苗

輪狀病毒（RV）疫苗——預防冬季嚴重腹瀉

幼兒嚴重的上吐下瀉，甚至會致命

輪狀病毒感染症，好發在冬季。在日本，5 歲以下的孩童每年高達 120 萬人受到感染，其中有 3 萬人必須要住院。這種疾病不論大人、小孩都會得到，不過，一旦嬰幼兒感染到，可能會危及性命。感染輪狀病毒後會發生腸胃炎，出現嚴重的上吐下瀉症狀。病毒入侵腸道的黏膜細胞導致症狀產生。說到感染源，乃患者的嘔吐物或排泄物。把沾到病毒的東西放入口中，或是吸入空氣中含有病毒的懸浮微粒就會受到感染。全世界每年約有 60 萬兒童因為感染輪狀病毒而死亡，疫苗的研發刻不容緩。

輪狀病毒的傳染途徑

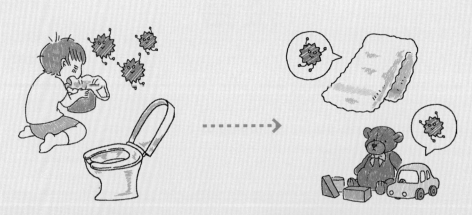

患者的嘔吐物或排泄物
病毒存在患者的嘔吐物或排泄物中。照顧者的手沒有清潔乾淨又去碰觸其他物品，病毒因此傳播了出去。

病毒附在家具、毛巾、玩具等物品上
傳染途徑乃人傳物、物再傳人的間接傳染。正常條件下，病毒約可存活 10 天。

日本政府現今規定必須定期接種

　　現在日本使用的疫苗，是 2010 年得到政府批准的兩種疫苗。這兩種都不是用注射的，而是用口服的。由於病毒是入侵腸道黏膜，並不會存在血液裡面，因此就算血液中含有抗體，仍舊無法遏止感染。

　　原本輪狀病毒疫苗，日本從西元 2011 年起規定民眾可以自行決定要不要接種（任意接種）。不過，在重新確認疫苗不會增加腸阻塞之一的腸套疊現象發生後就規定，從 2020 年 10 月起為定期接種的項目之一。

MEMO

日本的定期接種與任意接種	定期接種，是根據預防接種法，接種由國家負擔一切費用的公費疫苗。鎖定高風險族群或年齡層，由市町村等地方政府負責實施的接種計畫。任意接種，接種國家批准可以使用，但並未規定必須要接種的自費疫苗。相關費用基本上由個人負擔。

編注　台灣目前對於輪狀病毒的疫苗接種，父母可評估寶寶的需求，至醫院診所自費接種。

碰觸到沾有病毒的手或手指
沾有病毒的手沒有清潔乾淨就去碰觸嬰幼兒，造成人傳人的直接感染。

病毒進入口中，造成感染
嬰幼兒的抵抗力弱，少量病毒就會發病。

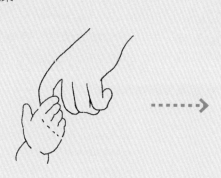
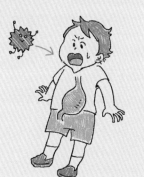

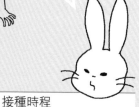
輪狀病毒的症狀有發燒、嘔吐、噁心、脫水現象、腹瀉、腹痛等。

原因	感染	疫苗	接種時程
輪狀病毒，好發在冬季，造成小兒急性腸胃炎。	入侵腸道黏膜。	2 種（1 價 或 5 價 的 減毒活疫苗，定期接種，口服劑型）。	出生後 6 週就可接種（建議在 8 週後），每間隔四週接種一次，共接種 2～3 次。由於間隔時間短，故建議最好在出生的 8～15 週開始接種。

流感嗜血桿菌（Hib）疫苗——預防小兒腦膜炎或敗血症

不會引發流感的流感嗜血桿菌

Hib 疫苗的「Hib」，指的是 b 型流感嗜血桿菌（Heamophilus infulenzae type b）的細菌。雖然名稱裡有流感兩個字，但其實它跟流感一點關係都沒有，並不會引發流感。在還不知道流感致病原的 19 世紀末，科學家成功從流感患者身上分離出這種細菌，以為它就是造成流感的原因，因此幫它取名為「流感菌」。進入 20 世紀後，雖然人們已經知道它並非流感的病因，但冠有流感兩字的名字依然被保留了下來。

一旦發病會有 3 ～ 6% 的致死率，並留下後遺症

b 型流感嗜血桿菌不會引發流感，卻會讓兒童併發嚴重的疾病。全球不滿 5 歲的兒童，每年每 10 萬人中有 7.71 人因 Hib 併發腦膜炎，有 5.1 人因 Hib 引發敗血症。除此之外，它還會引起會厭炎或關節炎等。出現這些症狀後，就算接受妥善的治療，還是會有 3 ～ 6% 的致死率，若併發腦膜炎的話，更會留下失聰、智能障礙等後遺症。因此，接種疫苗實在有其必要。日本從 2013 年起規定 Hib 疫苗為定期接種的公費疫苗，發揮優異的預防效果。

編注 台灣目前幼兒須常規接種白喉、破傷風、非細胞性百日咳、b 型嗜血桿菌及不活化小兒麻痺五合一疫苗：幼兒應接種共 4 劑，於出生滿 2 個月、4 個月、6 個月各接種一劑，並於滿 18 個月再追加一劑。

全球每年 Hib 腦膜炎的發病人數變化

（未滿五歲的孩童每 10 萬人的發病人數）

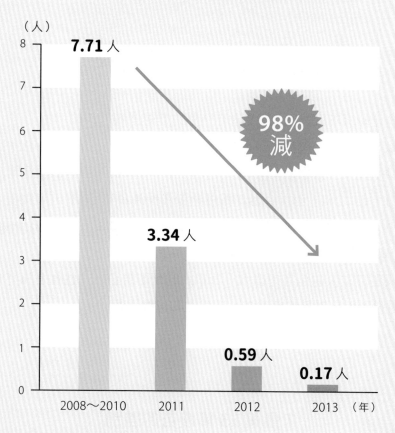

（人）

7.71 人

**98%
減**

3.34 人

0.59 人

0.17 人

2008～2010　2011　2012　2013　（年）

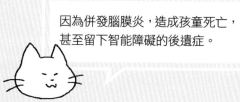

因為併發腦膜炎，造成孩童死亡，
甚至留下智能障礙的後遺症。

原因	感染	疫苗	接種時程
侵襲性 b 型嗜血桿菌（Hib）。會讓 3 個月～ 5 歲的孩童罹患腦膜炎、中耳炎、肺炎。	細菌侵入包覆大腦的髓膜、咽喉深處，造成感染。	Hib 疫苗（不活化疫苗、定期接種、皮下注射）。	出生後 2 個月～滿 5 歲之前完成接種。前 3 次接種每次間隔 4 ～ 8 週。第三次打完後，需間隔 7 ～ 13 個月，再進行第 4 次接種。

肺炎鏈球菌疫苗——
兒童、老年人都應該施打

若要降低致死風險，必須接種疫苗

肺炎鏈球菌不只對兒童，對老年人而言也是恐怖的細菌。

兒童若是感染而發病了，症狀也與感冒相似，因此早期診斷有所困難，可能引發腦膜炎、敗血症、肺炎、支氣管炎、中耳炎等併發症。全球未滿五歲的人口，每 10 萬人因肺炎鏈球菌併發腦膜炎的每年有 2.8 人，併發敗血症的有 22.2 人。若併發腦膜炎，**致死率將高達 7 ～ 10%，更有 30 ～ 40% 的患者會出現失聰、智能障礙等後遺症。**

肺炎對於成人的傷害也很大。日本人的死因排名第 5 位就是肺炎（不包括吸入性肺炎），其致病原的第一名就是肺炎鏈球菌。

7 價與 13 價疫苗的差別

從 2013 年 11 月起，日本政府轉換了疫苗政策，把原先使用的 7 價疫苗（PCV7：可以對抗 7 種肺炎鏈球菌），改成 13 價疫苗（PCV13：可以對抗 13 種肺炎鏈球菌）。

PCV7
7 價結合型肺炎
鏈球菌疫苗
4、6B、9V、14、
18C、19F、23F

PCV13
13 價結合型肺炎
鏈球菌疫苗
1、3、4、5、6A、
6B、7F、9V、14、
18C、19A、19F、
23F

不在這 13 種以內的肺炎鏈球菌就預防不到了。

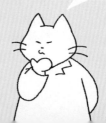

肺炎鏈球菌疫苗總是跟不上時代

感染肺炎鏈球菌且發病的話，通常會使用抗生素等抗菌藥進行治療，但現實是產生抗藥性的菌株越來越多，導致治療變得困難。因此，透過疫苗接種來預防疾病就更加重要了。

針對孩童的疫苗政策，日本從 2013 年起規定肺炎鏈球菌疫苗為定期接種的公費疫苗。目前使用的疫苗是 13 價疫苗，然而，這款疫苗對付不了的肺炎鏈球菌株越來越多，必須開發更多價、覆蓋率更高的疫苗才行。針對 65 歲以上的年長者，日本規定從 2016 年起為定期接種的項目之一。由於疫苗的保護力只能維持 5 年，政府建議最好每 5 年能追加接種一次。

> **MEMO**
>
> **13 價疫苗**　肺炎鏈球菌的種類非常多，針對其中最容易因肺炎鏈球菌引發感染症的 13 種，研製出 13 價疫苗。2000 年的時候，針對 7 種容易引發的病菌做出 7 價疫苗，但因保護力無法對抗日益增加的肺炎球菌，因而研發出 13 價疫苗。日本從 2013 年起採用 13 價疫苗，當時 13 價疫苗的保護力有 50%，但現在已經掉到了 4%。

編注 台灣目前擴大納入 1 歲以下幼童為 13 價結合型肺炎鏈球菌疫苗（PCV13）常規接種對象。

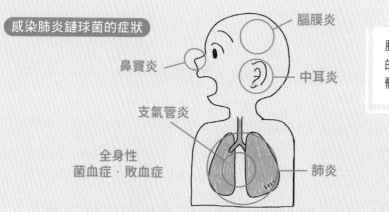

感染肺炎鏈球菌的症狀

- 腦膜炎
- 鼻竇炎
- 中耳炎
- 支氣管炎
- 全身性 菌血症・敗血症
- 肺炎

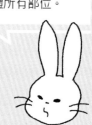

肺炎鏈球菌引發的症狀會影響身體所有部位。

原因	感染	疫苗	接種時程
肺炎鏈球菌。不論大人、小孩都有可能感染。	嬰幼兒的話，細菌主要侵襲呼吸道，不過，全身所有部位都會受到感染。	肺炎鏈球菌疫苗（不活化疫苗、定期接種、皮下注射）。	出生滿 2 個月～5 歲生日之前完成接種。前 3 次接種每次需間隔 4 週。第 4 次於出生後的 12～15 個月進行接種。65 歲以上的年長者每 5 年需接種一次。

30 四合一疫苗——預防白喉、百日咳、破傷風、小兒麻痺

四種疫苗一起施打

四合一疫苗又被稱為「DPT-IPV」，它是取白喉（Diphtheria）、百日咳（Pertussis）、破傷風（Tetanus）、小兒麻痺（Polio）這幾個英文字的第一個字母組合而成，意思是「白喉、百日咳、破傷風及不活化小兒麻痺混合疫苗」。

白喉從 1948 年起，百日咳從 1950 年起，破傷風從 1968 年起，都被列為定期接種的公費項目之一。小兒麻痺疫苗從 1963 起讓民眾接種的是活疫苗，不過，從 2012 年開始已經轉換使用不活化疫苗。

預防致死率高的恐怖疾病

白喉，是由白喉桿菌之飛沫傳染所引發的疾病。它會影響心臟的肌肉及神經，導致眼睛或橫膈膜等部位的麻痺、窒息、心臟衰竭等症狀。發病後的致死率為 5～10%。

百日咳，是由百日咳桿菌之飛沫傳染、接觸傳染所引發的疾病。它會造成常年咳嗽不止，更會讓新生兒突然沒有呼吸。發病後的致死率約為 10%。

破傷風，是傷口受到土壤中的破傷風桿菌感染所致。該細菌釋放的神經毒會讓人無法張口，負責呼吸的肌肉組織麻痺。一旦發病，致死率高達 10～20%，是十分恐怖的疾病。

小兒麻痺症，是由小兒麻痺病毒之接觸傳染、經口傳染所引發的疾病。病毒會侵害運動神經，造成肌肉麻痺、身體癱瘓。

編注 台灣目前幼兒須常規接種白喉、破傷風、非細胞性百日咳、b 型嗜血桿菌及不活化小兒麻痺五合一疫苗。

4 種疾病與疫苗接種

白喉

致死率
5～
10%

【原因】
白喉桿菌

【感染】
細菌侵襲上呼吸道。出現發燒、喉嚨痛、吞嚥困難、聲音嘶啞、全身倦怠等症狀。

【疫苗】
四合一疫苗（DPT-IPV）、三合一疫苗（DPT）、二合一疫苗（DT）

百日咳

致死率
約10%

【原因】
百日咳桿菌

【感染】
細菌侵襲會厭或氣管。出現感冒症狀、流鼻水、咳嗽、急性呼吸系統感染症。

【疫苗】
四合一疫苗（DPT-IPV）、三合一疫苗（DPT）

小兒麻痺症

致死率
5～
10%

【原因】
小兒麻痺病毒

【感染】
病毒經口進入人體，在腸道中繁殖。約95％的患者無症狀或症狀輕微，至於剩下的 5％則會出現發燒、頭痛、喉嚨痛、噁心、嘔吐等類似感冒的症狀。

【疫苗】
四合一疫苗（DPT-IPV）、不活化小兒麻痺疫苗（IPV）

破傷風

致死率
10～
20%

【原因】
破傷風桿菌

【感染】
細菌進入傷口造成感染。症狀為張口障礙、頸部僵直、咬肌緊張、全身痙攣。

【疫苗】
四合一疫苗（DPT-IPV）、三合一疫苗（DPT）

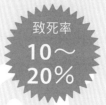

有一舉四得
的感覺！

接種時間表

四合一疫苗分兩階段進行。第一階段，出生滿 3 個月～1 歲左右，共接種 4 次。前 3 次每次需間隔 3～8 週，第 3 次接種完的 12～18 個月後（隔 6 個月就可以進行接種），進行第 4 次接種。第二階段，滿 11 歲～13 歲之前，接種一劑二合一疫苗（DT，白喉＋破傷風）。民眾可自行選擇是否要用三合一疫苗（DPT，再加上百日咳）取代二合一疫苗，作為第二階段的追加劑。二合一或三合一疫苗皆是不活化疫苗，採皮下注射。

31 BCG（卡介苗）── 100 年前為了預防結核病而生

結核病絕非「古人的病」

BCG 是為了預防結核病而發明的疫苗。結核桿菌的傳染途徑有透過極小飛沫核傳染的空氣傳染、飛沫傳染、經口傳染、接觸傳染，或是直接由母親傳染給新生兒的經胎盤傳染。咳嗽、呼吸困難、發燒等，是眾所熟知的結核病發病症狀。不過，一旦腎臟、淋巴結、骨頭、大腦等處受到感染，也會出現大小不一的症狀。日本從 1951 年開始把 BCG 列為定期接種的公費項目之一。

說到結核病，一般人總以為那是古人才會得的病，但其實直到目前為止，它與瘧疾、HIV 感染症並列為全球三大感染症。像日本一年就有 1 萬 6000 人感染結核病。

以發明者姓氏命名的疫苗

BCG 是 100 年前研發出的疫苗。BCG 中的「B」來自代表細菌的「Bacillus」，至於 C 和 G 則源自兩位發明者的姓氏：卡邁特（Calmett）與介倫（Guerin）。

卡邁特與介倫，用含有結核菌的乳牛膽汁來培養結核菌，經過多達 230 代的繼代培養，他們終於成功削弱細菌的致病力（毒性），開發出可以對抗結核菌的活疫苗。此疫苗的研發總共耗費了兩人長達 13 年（從 1908 年到 1921 年）的時間。

編注 台灣目前幼兒出生 5 ～ 8 個月須施打卡介苗。

結核病與其罹患人數

原因	感染	疫苗	接種時程
結核桿菌。會引發咳嗽、多痰、發燒、感冒、呼吸困難等症狀。	細菌主要在肺部繁殖。吸入結核菌後，有10～15％的人會在1、2年後發病。	卡介苗（減毒活疫苗、定期接種、皮內注射）	11個月大（未滿一歲）之前，進行第一次接種。標準的接種時程為出生滿5個月～8個月間進行接種。

日本與其它國家的結核罹患率之比較

以平成30年的數據為比較基準（每10萬人的結核罹患人數）。相較於鄰近的亞洲國家，日本的結核罹患率處於低水平，並持續追上歐美諸國的水平。

國家	罹患率	年	國家	罹患率	年
美國	2.7	2017	日本	12.3	2018
荷蘭	4.6	2017	中國	55	2017
澳洲	5.9	2017	越南	108	2017
義大利	6.4	2017	印尼	167	2017
英國	7.9	2017	菲律賓	302	2017

不同年齡層之新增結核病患者人數占比（平成30年）

發病者有6成（19.2 ＋ 29.1 ＋ 11.6 ＝ 59.9）為70歲以上的長者。推測應該是隨著年紀增長，免疫力下降的緣故。

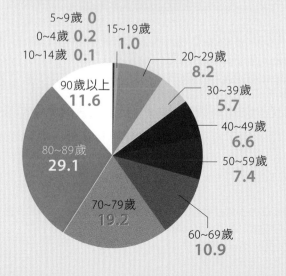

5~9歲 **0**
0~4歲 **0.2**
10~14歲 **0.1**
15~19歲 **1.0**
20~29歲 **8.2**
30~39歲 **5.7**
40~49歲 **6.6**
50~59歲 **7.4**
60~69歲 **10.9**
70~79歲 **19.2**
80~89歲 **29.1**
90歲以上 **11.6**

一定要在一歲之前完成一次接種。這樣長大就不用怕了。

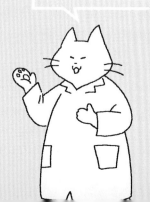

32 麻疹風疹混合（MR）疫苗—— 預防麻疹、風疹（德國麻疹）

麻疹是傳染力極強，甚至會死亡的疾病

MR 疫苗是預防麻疹（Measles）、風疹（Rubella，又稱德國麻疹）的混合疫苗。

麻疹病毒的傳播力極強，可經由空氣、飛沫、接觸而傳染。發病會出現**高燒、流鼻水、咳嗽、眼睛發紅、全身起紅疹、肺炎、中耳炎、心肌炎、腦炎等症狀，就算接受妥善治療，1000 人中還是會有 1.5 人死亡**。而且，經過幾年後，甚至會出現亞急性硬化性全腦炎（SSPE）的後遺症。

沒有打過風疹疫苗的男性是高危險群

風疹病毒的傳染途徑為飛沫傳染和接觸傳染。發病後會出現**發燒、全身起小紅疹、脖子的淋巴結腫大**等症狀。雖然風疹的症狀比較輕，**可一旦懷孕的婦女感染到，可能會生下有先天性風疹症候群（CRS）的嬰兒**。白內障、失聰、心臟畸形，是 CRS 嬰兒的三大特徵。

日本從 1978 年起把麻疹疫苗列為定期接種的公費項目之一。風疹疫苗的話，只有 1962 年以後出生的女性要定期接種，男性則要 1979 年以後出生的才有定期接種。因此，在那之前出生的男性大都沒有打過公費的風疹疫苗。建議這個年齡的男性趕快去接種，除了提高自身的抗體持有率外，亦可令懷孕的婦女免受風疹的威脅。

編注 台灣目前麻疹、腮腺炎及德國麻疹混合疫苗要施打二劑，第一劑建議的施打時間為嬰兒 12~15 個月大時，第二劑施打時間通常於孩子四到六歲時。

日本風疹疫苗之公費接種與年齡的關係

（截至令和 3 年 6 月為止）

原因	感染	疫苗	接種時程
風疹病毒。發燒、全身出現淡紅色的疹子。	身體內部受到感染。發燒、起疹子、淋巴結腫大。	麻疹風疹（MR）混合疫苗（減毒活疫苗、定期接種、皮下注射）	分兩階段。因為感染風險高，建議 1 ～ 2 歲間，儘早接種第一劑。第二劑，建議在上小學的前一年（通常為幼兒園或托兒所的大班）進行接種。

從出生年次觀察日本人的風疹疫苗接種狀況

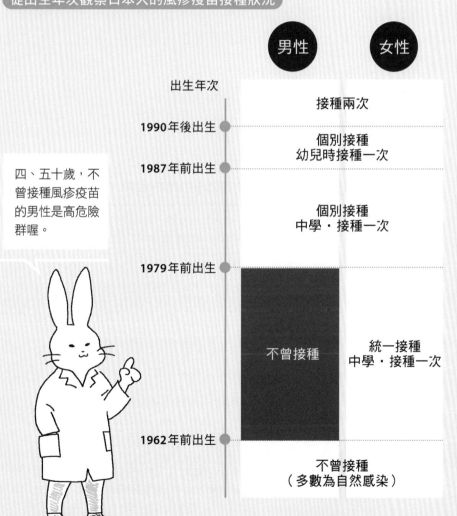

男性　　女性

出生年次

接種兩次

1990 年後出生

個別接種
幼兒時接種一次

1987 年前出生

個別接種
中學・接種一次

四、五十歲，不曾接種風疹疫苗的男性是高危險群喔。

1979 年前出生

不曾接種

統一接種
中學・接種一次

1962 年前出生

不曾接種
（多數為自然感染）

水痘疫苗——
除了預防水痘，對帶狀皰疹也有效

日本學者研發出的疫苗

　　水痘俗稱「水疱瘡」，是由水痘・帶狀皰疹病毒所引發的疾病。傳染途徑為空氣傳染、飛沫傳染與接觸傳染。臨床症狀為**發燒、全身（包括頭皮或黏膜）長出含有水泡的紅疹子**。通常疹子發出數日後便會結痂。健康的兒童得到水痘後會自然痊癒，但成人、有異位性皮膚炎的人、免疫不全的人就容易演變成重症了。

　　水痘疫苗是日本科學家高橋理明率先著手研發的。1974 年，他成功研發出毒性已經降低的減毒活疫苗。

同一支疫苗對預防帶狀皰疹也有效

　　即使水痘的症狀消失了，水痘・帶狀皰疹病毒並不會從我們體內消失。病毒會進入神經節中，偷偷地潛伏在裡面。然後，經過了幾年、**甚至幾十年，趁我們免疫力下降的時候，它又跑出來作怪，在我們皮膚等處形成所謂的帶狀皰疹**。帶狀皰疹的主訴為身體的單一邊（左側或右側），出現帶狀的疹子，這是它的特徵。約有 10%的人得到帶狀皰疹後會出現神經痛的後遺症。

　　最近有研究發現，水痘疫苗對抑阻帶狀皰疹發病亦有一定的效果。因此，基於預防帶狀皰疹的目的，建議 50 歲以上的人也去打個疫苗吧。

編注 台灣水痘疫苗接種建議：
- 12 個月至 12 歲兒童：出生滿 12 個月接種第 1 劑公費疫苗，可於滿 4 到 6 歲自費接種第 2 劑。
- 13 歲（含）以上自費接種：未曾接種疫苗且未得過水痘者，應接種兩劑，兩劑間隔四至八週。

水痘的發生與病毒潛伏體內造成帶狀皰疹的過程

❶ 水痘

水痘‧帶狀皰疹病毒進入身體裡面，潛伏在神經節中。全身發疹、疼痛。

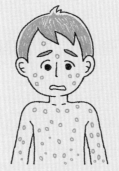
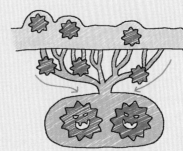

❷ 潛伏期

水痘‧帶狀皰疹病毒處於休眠狀態，身體毫無異狀。

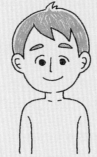
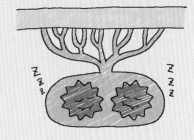

❸ 帶狀皰疹

隨著年紀增長，免疫力下降，或是疲勞、壓力大，導致病毒再度活化。身體的單一邊出現大片紅色疹子，有灼熱、刺痛感。

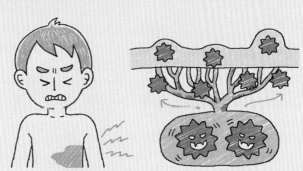

原因	感染	疫苗	接種時程
水痘‧帶狀皰疹病毒	體內受到感染。病毒的傳染力非常強，只要感染者咳嗽或打個噴嚏，就能把病毒散播出去。	水痘疫苗（減毒活疫苗、定期接種、皮下注射）。	新生兒滿 1 歲就要馬上進行第一次接種。為了獲取完整保護力，建議最少隔 3 個月就可接種第二劑（標準間隔為 6 ～ 12 個月）。

腮腺炎疫苗──
預防失聰、無菌性腦膜炎

腮腺炎可能造成耳聾等後遺症

腮腺炎的正式病名為流行性耳下腺炎（Mumps）。致病原因是腮腺炎病毒，傳染途徑為飛沫傳染和接觸傳染。發病後會出現發燒、腮腺（耳下腺）腫大等特徵。

腮腺炎曾經被認為是「不怎麼嚴重的疾病」。然而，發病後有 0.1％～0.5％的人會併發無法治療的腮腺炎失聰，3％～ 10％的人會併發無菌性腦膜炎。再者，如果是成年男性的話，有 25％的人會併發導致不孕的睪丸炎。

腮腺炎的臨床表徵

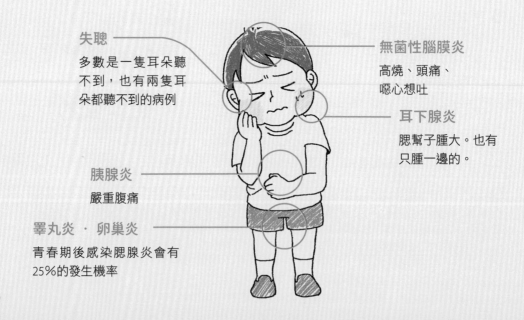

失聰
多數是一隻耳朵聽不到，也有兩隻耳朵都聽不到的病例

無菌性腦膜炎
高燒、頭痛、噁心想吐

耳下腺炎
腮幫子腫大。也有只腫一邊的。

胰腺炎
嚴重腹痛

睪丸炎 ・ 卵巢炎
青春期後感染腮腺炎會有 25％的發生機率

許多國家將其列為定期接種的項目

腺腺炎疫苗（Mumps vaccine），許多國家都已借助公費推行常規性的定期接種。通常他們使用的是同時可以預防腺腺炎、麻疹、風疹的三合一「MMR」疫苗。不過，在日本，腺腺炎疫苗屬於任意接種項目（需自費施打的疫苗），接種率不高，只有 30 ～ 40%，導致每隔幾年就會流行一次。在所有已開發國家中，大概只有日本的腺腺炎疫苗是不需要定期接種的吧。

其實日本在 1989 ～ 1993 年間也曾實施 MMR 疫苗的定期接種，但是後來腺腺炎疫苗出了問題，這才改成了任意接種。當然，現在使用的疫苗非常安全，不會再有之前的意外。

MEMO

日本的腺腺炎疫苗事故	由 3 家公司負責生產其中一種疫苗，之後再將三者混合成為 MMR 疫苗。可生產腺腺炎疫苗的公司擅自更改了製造流程，導致每 800 名接種者就有 1 人得到無菌性腦膜炎，於是，政府只好停止 MMR 疫苗的接種計畫。

自然感染出現併發症的機率與接種後發生副反應的機率

症狀	自然感染	疫苗副反應
腺腺炎	60～70%	3%
無菌性腦膜炎	3～10%	0.1～0.01%
失聰	0.1～0.5%	幾乎沒有
睪丸炎	約25%	幾乎沒有
卵巢炎	約5%	幾乎沒有
胰腺炎	約4%	幾乎沒有

滿一歲就趕快去接種吧！

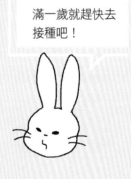

原因	感染	疫苗	接種時程
腺腺炎病毒。	體內感染。全身都會受到感染，主要症狀為耳下腺腫脹。	腺腺炎疫苗（減毒活疫苗、任意接種、皮下注射）。	自費接種項目，1 歲以後就可進行接種，建議最好 1 歲 3 個月前完成接種。

編注 台灣目前麻疹、腺腺炎及德國麻疹混合疫苗要施打二劑，第一劑建議的施打時間為嬰兒 12~15 個月大時，第二劑施打時間通常於孩子四到六歲時。

35 日本腦炎疫苗──預防致死率高達 20 ～ 40％的感染症

經由蚊子而感染的日本腦炎

日本腦炎是以蚊子為媒介的疾病。豬隻就算感染了日本腦炎病毒也不會發病，可吸了受感染豬隻血液的蚊子，譬如說三斑家蚊之類的，叮了豬隻再去叮人的話，就會把病毒傳染到人的身上。日本腦炎不會經由人傳人造成感染，而且就算人感染到了，大多也是沒有症狀的不顯性感染，幾百人中大約有 1 人會發病。發病後，患者會出現高燒、頭痛、意識不清、痙攣等症狀。偶爾也會引發腦炎或腦膜炎。是致死率高達 20 ～ 40％的恐怖疾病。發病之後，就算沒有死亡，也會留下癲癇、痙攣、癱瘓、智能障礙等後遺症。

日本腦炎病毒傳染給人類的過程

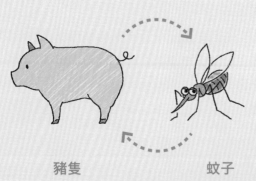

豬隻
病毒以豬為宿主，在豬隻體內繁殖。

蚊子
蚊子吸了豬的血，身上也帶有病毒。

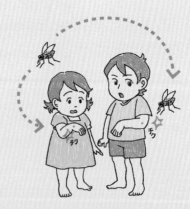

人類
被帶有病毒的蚊子叮咬，造成感染。日本腦炎病毒不會藉由人傳人感染。

曾有一段時期日本的接種率大幅下降

　　日本腦炎疫苗從 1995 年起，被日本政府列為全國（北海道地區除外）定期接種的公費項目之一。然而，就在 2005 年，通報出現一名因疫苗副反應而得到急性瀰漫性腦脊髓炎的病例，導致政府從 2005 年 5 月～ 2010 年的 3 月間，不再積極鼓勵民眾接種日本腦炎疫苗。於是，疫苗的接種率大幅下降。期間更有三名孩童感染了日本腦炎。2009 年，日本引進了新的疫苗，如今包含北海道在內，全國都積極實施定期接種計畫。

MEMO

北海道民眾不需接種 日本腦炎疫苗的過去	由於北海道並非三斑家蚊的棲息地，再加上過去幾十年一直沒有日本腦炎的病例，因此，政府並沒有規定民眾必須定期接種。不過，考慮到越來越多北海道人去北海道以外的地方或是國外旅行，從 2016 年起北海道亦被納入必須定期接種的地區。

原因	感染	疫苗	接種時程
日本腦炎病毒。	被病媒蚊叮咬而感染。導致大腦、脊髓等中樞神經受損的疾病。	日本腦炎疫苗（不活化疫苗、定期接種、皮下注射）。	總共要打 4 劑。第一階段打 3 劑，建立基礎免疫力。出生滿六個月就可接種，不過，標準是 3 歲以後開始施打。第一劑施打完後，間隔 1 ～ 4 週，施打第 2 劑，第二劑約隔 1 年後施打第 3 劑。第二階段施打第四劑，加強免疫力，於 9 ～ 12 歲施打。

幾百人中有 1 人會發病，出現發燒、頭痛、痙攣、意識不清等症狀。發病後有 20 ～ 40% 的致死率，甚至留下智能障礙等後遺症。

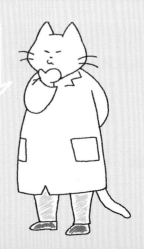

編注　台灣目前幼兒常規接種提供新型活性減毒日本腦炎疫苗，需接種 2 劑。

36 二合一 DT 疫苗——
白喉、破傷風的追加劑

打過四合一疫苗的人 11 歲時再追加一劑

二合一（DT）疫苗，是專門對付白喉（Diphtheria）和破傷風（Tetanus）的疫苗。為了預防這兩種疾病，日本已經把四合一（DPT-IPV）疫苗列為定期接種的項目之一。四合一疫苗可以同時預防白喉、百日咳、破傷風、小兒麻痺症，日本民眾一出生就要接種 3 次，滿一歲後再接種 1 次。

至於二合一疫苗，則是在 11 ～ 13 歲時施打的追加劑。從 2008 年起，二合一疫苗也已被納入定期接種的項目。追加施打該疫苗的目的在增加白喉與破傷風的抗體量，原先施打的四合一疫苗保護力已經不夠。

破傷風一年約有 100 人發病，且以高齡者為主

為什麼要追打二合一疫苗呢？因為四合一疫苗裡的白喉或破傷風疫苗都是不活化疫苗，經過 10 年以後，它們的效果已經減弱。1 歲之前打完 4 合一疫苗，幾乎所有人的身體都已產生足夠的抗體。為了維持這樣的效果，在 11 ～ 13 歲的時候，再追打 1 劑二合一疫苗，專門對付白喉和破傷風。話說，日本最後一位白喉確診病例出現在 1999 年，不過，破傷風的話，每年仍有近百人發病，且以高齡者居多。

編注 一般完成 Td/Tdap 疫苗（破傷風、白喉、百日咳相關疫苗）接種的小孩，95% 可以維持 10 年左右的破傷風、白喉預防效果，最好每隔 10 年追加一劑 Td 疫苗。

四合一疫苗和二合一疫苗的接種時間表

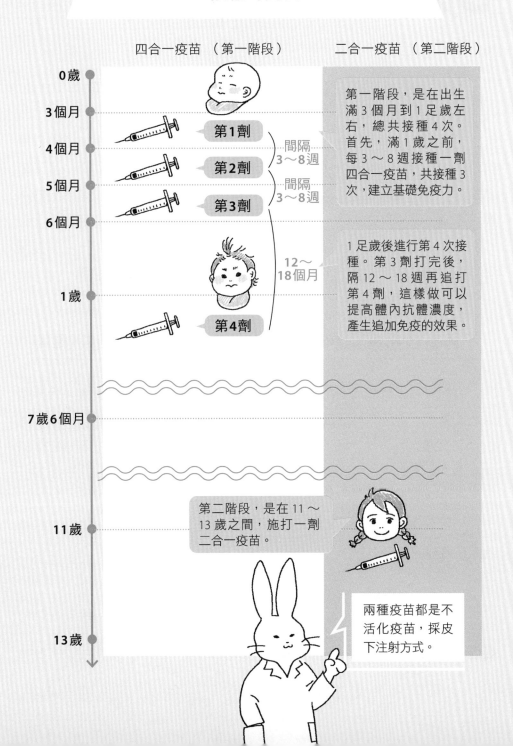

四合一疫苗 （第一階段） | 二合一疫苗 （第二階段）

時間	
0歲	
3個月	第1劑
4個月	第2劑
5個月	第3劑
6個月	
1歲	第4劑

間隔 3～8週（第1劑與第2劑之間）

間隔 3～8週（第2劑與第3劑之間）

12～18個月

第一階段，是在出生滿 3 個月到 1 足歲左右，總共接種 4 次。首先，滿 1 歲之前，每 3～8 週接種一劑四合一疫苗，共接種 3 次，建立基礎免疫力。

1 足歲後進行第 4 次接種。第 3 劑打完後，隔 12～18 週再追打第 4 劑，這樣做可以提高體內抗體濃度，產生追加免疫的效果。

7歲6個月

第二階段，是在 11～13 歲之間，施打一劑二合一疫苗。

11歲

兩種疫苗都是不活化疫苗，採皮下注射方式。

13歲

37 不活化小兒麻痺疫苗——
為求安全，不再使用活疫苗

一直以來都是使用活病毒製成的活疫苗

為了預防小兒麻痺症，日本從 1960 年代起開始使用活疫苗。1960 年曾經爆發 5800 人的大流行，預期隔年的 1961 年這樣的情況還會重演，於是**國內發起了大規模抗爭，迫使政府緊急從蘇聯和加拿大進口 1300 萬人份的活疫苗進來**。因為有這疫苗，小兒麻痺症的患者急速減少。1963 年確診者已經降到 100 人以下，1981 年以後更是不再有確診病例。效果如此卓越的活疫苗卻在 2012 年退役，從這一年起日本全面改用不活化的小兒麻痺疫苗。

不再有自然感染病例後，疫苗的副反應開始受到重視

在很容易因自然感染而得病的年代或地區，疫苗的副反應比較不會受到人們的重視。不過，**一旦自然感染的病例下降，副反應就會被放大檢視**。就說小兒麻痺症的活疫苗好了，每 200 萬～ 400 萬人接種會有 1 人出現麻痺的副反應。為了避免這樣的情形發生，各國政府紛紛轉換疫苗政策，改用不活化的小兒麻痺疫苗。

日本從 2012 年起，也把不活化小兒麻痺疫苗納入四合一疫苗裡面，成為定期接種的項目之一。

編注 台灣目前幼兒須常規接種白喉、破傷風、非細胞性百日咳、b 型嗜血桿菌及不活化小兒麻痺五合一疫苗。

日本消滅小兒麻痺症的歷史

1950年代	每年有1000～3000名確診病例
1960年	小兒麻痺大流行，發病人數約5800人
1961年	約5000名母親發起大規模的抗議，要求政府提供疫苗。政府緊急從國外調來1300萬人份的口服活疫苗。全球首例舉國統一接種疫苗
1963年	確診者急速減少。降至100人以下
1981年	因野生病毒株而感染小兒麻痺症的人已經沒有
2012年	疫苗政策轉換，改用不活化疫苗取代活疫苗

原因	感染	疫苗	接種時程
小兒麻痺病毒。手腳出現急性麻痺症狀。	病毒從人的口中進入，在腸道內繁殖。	四合一疫苗（不活化疫苗、定期接種、皮下注射）。	分4次接種。出生滿3個月開始接種，每次間隔3～8個月，共接種3次。第3次接種完後約隔1年（1足歲後），再進行第4次接種。

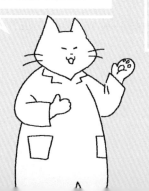

從前是單獨接種一劑活疫苗（口服沙賓疫苗）。

現在是連同白喉、百日咳、破傷風一起施打，用的是四合一疫苗。

THEME 38 流感疫苗——預防重症效果顯著

大流行的時候，每年有 1000 萬人確診

眾所皆知，流感是一到冬天就會流行起來的疾病。是因感染流感病毒而引起的，傳染途徑為飛沫傳染和接觸傳染。大流行的時候，光日本一年就有 1000 萬人得到流感。距今 100 年前，造成數千萬人死亡的瘟疫「西班牙感冒」，其實就是一種流感。

流感引起的症狀包括：發燒 38℃以上、全身倦怠、頭痛、肌肉痠痛、關節痛、咳嗽、流鼻水等。小朋友的話，可能會出現肺炎、中耳炎、心肌炎、急性腦炎等嚴重併發症。

用雞蛋製成的流感疫苗

在日本，流感疫苗被列為任意接種（看個人意願、自費接種）的項目，建議最好 10 ～ 11 月進行接種。

流感疫苗是用雞蛋製成的。用注射針刺破雞胚胎蛋（已受精、孵化中的雞蛋），注入病毒，然後把洞塞住，讓病毒在裡面繁殖。接著，取出雞蛋裡面的病毒培養液作為疫苗的原料。不能直接使用，必須先把病毒殺死，使它失去活性，經過滅活、純化處理後再製成疫苗。所以說，流感疫苗是不活化疫苗。

疫苗的預防感染效果雖然只有 30 ～ 60%，但預防重症的效果有 30 ～ 70%，抑制死亡的效果也有 80%。

編注 台灣每年的幼兒公費流感疫苗為滿 6 個月～國小入學前均可施打。

流感的發病症狀

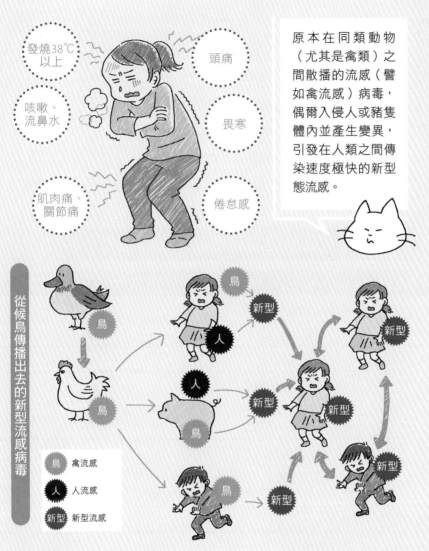

發燒38℃以上

頭痛

咳嗽、流鼻水

畏寒

肌肉痛、關節痛

倦怠感

原本在同類動物（尤其是禽類）之間散播的流感（譬如禽流感）病毒，偶爾入侵人或豬隻體內並產生變異，引發在人類之間傳染速度極快的新型態流感。

從候鳥傳播出去的新型流感病毒

鳥　禽流感
人　人流感
新型　新型流感

原因	感染	疫苗	接種時程
新型流感病毒。傳播力極強，會引發嚴重的呼吸系統疾病。	畏寒、頭痛、高燒（38℃以上）。	流感疫苗（不活化疫苗、任意接種、皮下注射）。	幼兒出生滿六個月至12歲以前，一年接種2次。第1次在10月左右接種，間隔2～4週後接種第2次。13歲以後通常一年只要接種一次，不過，也可以接種兩次（間隔1～4週）。65歲以上的長者，以及60～64歲患有心臟、腎臟、呼吸系統疾病的人，得按照規定接受公費疫苗的接種。

根據衛生福利部疾病管制署規定，嬰兒出生後須按照疫苗注射時程表施打疫苗，並記錄於「預防接種時程及紀錄表」（俗稱黃卡），而且黃卡在上小學時須繳給學校影本，並妥善收好。嬰幼兒的疫苗記得要按時接種，才能夠達到應有的預防效果；如果漏打疫苗，疫苗的保護效果就會大為減少唷。

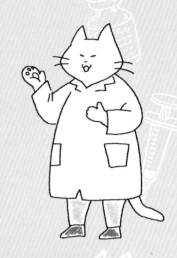

可參考以下表格所列舉兒童應接受的疫苗注射時間表與簡單說明，按時至相關單位接種疫苗喔！

台灣目前嬰幼兒疫苗接種時程表

適合接種年齡	疫苗種類	劑次
出生 24 小時內	B 型肝炎免疫球蛋白	一劑
	B 型肝炎疫苗	第一劑
出生滿 1 個月	B 型肝炎疫苗	第二劑
出生滿 2 個月	13 價結核型肺炎鏈球菌疫苗	第一劑
	五合一疫苗（白喉、破傷風、非細胞性百日咳、b 型嗜血桿菌、不活化小兒麻痺疫苗）	第一劑
出生滿 4 個月	13 價結合型肺炎鏈球菌疫苗	第二劑
	五合一疫苗（白喉、破傷風、非細胞性百日咳、b 型嗜血桿菌、不活化小兒麻痺疫苗）	第二劑
出生滿 5 個月	卡介苗	一劑
出生滿 6 個月	B 型肝炎疫苗	第三劑
	五合一疫苗（白喉、破傷風、非細胞性百日咳、b 型嗜血桿菌、不活化小兒麻痺疫苗）	第三劑
出生滿 6 個月至 12 個月	流感疫苗（每年 10 月起接種）	第一劑
	流感疫苗（初次接種須接種第二劑）	隔四周第二劑
出生滿 12 個月	出生滿 12 個月。若母親為 B 肝 S 抗原陽性者，應檢測 B 型肝炎表面抗原 (HBsAg) 及表面抗體 (anti-HBs)	

適合接種年齡	疫苗種類	劑次
出生滿 12 個月	麻疹、腮腺炎、德國麻疹混合疫苗	第一劑
	水痘疫苗	一劑
出生滿 12 至 15 個月	13 價結核型肺炎鏈球菌疫苗	第三劑
	A 型肝炎疫苗	第一劑
出生滿 15 個月	日本腦炎疫苗 (活性減毒)	第一劑
出生滿 18 個月	五合一疫苗 (白喉、破傷風、非細胞性百日咳、b 型嗜血桿菌、不活化小兒麻痺疫苗)	第四劑
出生滿 18 至 21 個月	A 型肝炎疫苗 (與第一劑至少間隔 6 個月)	第二劑
出生滿 1 歲至 2 歲	流感疫苗 (每年 10 月起接種)	第一劑
	流感疫苗 (初次接種須接種第二劑)	隔四周第二劑
出生滿 2 歲至 3 歲	日本腦炎疫苗 (活性減毒) *(與第一劑至少間隔 12 個月)	第二劑
出生滿 2 歲至 3 歲	流感疫苗 (每年 10 月起接種)	第一劑
	流感疫苗 (初次接種須接種第二劑)	隔四周第二劑
出生滿 3 歲至 4 歲	流感疫苗 (每年 10 月起接種)	第一劑
	流感疫苗 (初次接種須接種第二劑)	隔四周第二劑
出生滿 4 歲至 5 歲	流感疫苗 (每年 10 月起接種)	第一劑
	流感疫苗 (初次接種須接種第二劑)	隔四周第二劑
5 歲至 6 歲	流感疫苗 (每年 10 月起接種)	第一劑
	流感疫苗 (初次接種須接種第二劑)	隔四周第一劑
出生滿 5 歲至入國小前	白喉、破傷風、非細胞性百日咳及不活化小兒麻痺混合疫苗	一劑
	麻疹腮腺炎德國麻疹混合疫苗	第二劑
出生滿 6 歲至入國小前	流感疫苗 (每年 10 月起接種)	第一劑
	流感疫苗 (初次接種須接種第二劑)	隔四周第二劑
國小一年級	卡介苗 (無接種紀錄者補種)	一劑
	人類乳突病毒疫苗 (價)	第一劑
	人類乳突病毒疫苗 (價)	第二劑

重 點 整 理

[**01**] 冬天易引起嚴重上吐下瀉的輪狀病毒，現在已經有口服
疫苗可以預防。

[**02**] 全面接種 Hib 疫苗後，因感染流感嗜血桿菌而引發腦膜
炎或敗血症的病例急速下降。

[**03**] 肺炎鏈球菌疫苗有助於降低死亡風險，不只是小朋友，
老年人也應該接種。

[**04**] 預防結核病的卡介苗，是人類使用超過 100 年的疫苗。

[**05**] 二合一的 MR 疫苗可以同時預防麻疹和風疹。

[**06**] 水痘疫苗不只可以預防兒童的水痘，還可預防成人的帶
狀皰疹。

[**07**] 易引發多種合併症的腮腺炎雖然有疫苗可以預防，日本
的接種率卻偏低。

[**08**] 流感疫苗的預防感染效果有限，但
預防重症或死亡的效果是很棒的。

從嬰幼兒到老年人，各個年齡
層的人都有必須接種的疫苗。

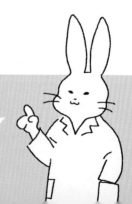

第 **4** 章

癌症與疫苗

與癌症有關的疫苗分兩種

利用疫苗預防感染，進而預防癌症

接種疫苗，也可以預防罹患癌症。癌症的產生，通常跟抽菸、喝酒、飲食、運動等生活習慣有密切關係，不過，事實上，感染症也是主要原因之一。比方說，肝癌的最主要原因就是感染了 HBV（B 型肝炎病毒）或 HCV（C 型肝炎病毒）。子宮頸癌，跟 HPV（人類乳突病毒，Human Papillomavirus）感染脫不了關係；胃癌的話，則跟幽門螺旋桿菌（Helicobacter pylori，簡稱幽門桿菌）或 EB 病毒（EBV，Epstein-BarrVirus）感染有關。

誘發癌症的感染中，像 HBV 或 HPV 感染，目前已經有疫苗可以預防。能預防感染，也就意味著可以預防癌症。

利用自體免疫力治療癌症

除了預防癌症的疫苗，也有治療癌症的疫苗。把癌細胞持有的抗原做成疫苗，注射到癌症患者體內。透過這個方式，使 T 細胞活化，誘發 T 細胞識別並攻擊呈現這特異抗原的癌細胞。

之前，科學家已經研發出擷取癌細胞抗原胜肽（Peptide，小分子蛋白）製成的癌症疫苗，如今運用 mRNA 技術製成的新抗癌疫苗也已經有所進展，陸續傳來好消息。

癌症疫苗的運作原理

一堆癌細胞

呈現抗原特性的癌細胞

癌細胞中，有能成為抗原的特殊份子。

特定
分子

（能夠成為抗原）

讓抗原進入體內……

認出
敵人！

接獲攻擊
指令！！

免疫系統啟動

讓具有抗原特性的癌細胞進入體內，刺激 T 細胞活化。T 細胞學會辨識並攻擊癌細胞，建立自體免疫力。

疫苗也有可能無效……

疫苗也有可能無效……

不過，T 細胞沒有反應，或是年紀大，本身免疫機能衰弱，都可能導致疫苗沒有效果。

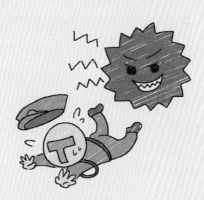

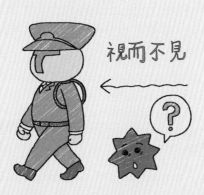

視而不見

HPV 疫苗——
預防子宮頸癌等癌症

高危險型病毒是引發癌症的原因

眾所皆知，HPV（人類乳突病毒）是造成子宮頸癌的病原。HPV 大多因為性行為而感染，但也可能透過接觸皮膚傷口、黏膜或體液而感染（不一定要性交）。也有一種情況是胎兒在母親的產道就受到感染（母嬰垂直感染）。

HPV 有 100 多種，其中誘發癌症的高危險型別有十幾種。然而，感染高危險型的HPV未必會得到子宮頸癌。多數感染者是沒有症狀的不顯性感染，身體的免疫機制會主動將它排除，只有少數病毒會殘留在子宮頸的黏膜處，進一步發展成癌症。HPV 除了引發子宮頸癌外，也是鼻咽癌和肛門癌的主因。

開發中國家沒有要求民眾接種的只有日本

HPV 疫苗的目的在預防子宮頸癌，以 12 ～ 16 歲的女性為接種對象，從 2013 年 4 月起被日本政府列為定期接種的項目之一。然而，關於不良事件的報導被吵得沸沸揚揚，導致同年 6 月厚生勞動省**不再積極鼓勵民眾接種 HPV 疫苗**。因為這樣，**本來 70%左右的接種率瞬間掉到了 1%以下**。全世界只有日本出現這樣的狀況。已經有很多研究證明，那些不良反應跟疫苗沒有關係，接種後的身體不適並不是疫苗造成的。

MEMO

子宮頸癌　日本每年約有一萬人會罹患子宮頸癌，3000 人死亡。據統計，95%以上的子宮頸癌是因為感染 HPV 所致。

HPV 與疫苗的種類

HPV（人類乳突病毒）有 100 多種，其中誘發癌症的高危險型別有 10 幾種。針對這幾種型別研發出來的疫苗，目前主要有 3 種。

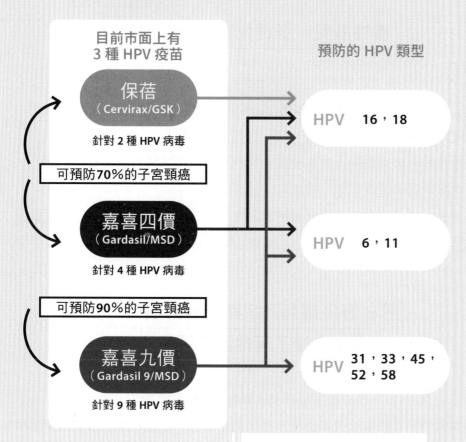

目前市面上有
3 種 HPV 疫苗

保蓓
（Cervirax/GSK）

針對 2 種 HPV 病毒

可預防70%的子宮頸癌

嘉喜四價
（Gardasil/MSD）

針對 4 種 HPV 病毒

可預防90%的子宮頸癌

嘉喜九價
（Gardasil 9/MSD）

針對 9 種 HPV 病毒

預防的 HPV 類型

HPV　16，18

HPV　6，11

HPV　31，33，45，52，58

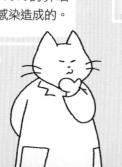

根據研究，95%的子宮頸癌的和 70%的鼻咽癌是 HPV 感染造成的。

預防子宮頸癌，「嘉喜四價」和「保蓓」可以提供 70%的保護力；「嘉喜九價」則有 90%的保護力。

HBV 疫苗──
預防 B 型肝炎、肝癌

慢性肝炎、肝硬化會演變成肝癌

HBV（B 型肝炎病毒）是肝炎病毒的一種，是造成病毒性肝炎的原因。**基本上，它是以感染者的血液為媒介而受到感染。**譬如說，胎兒經過產道時，由母親傳染給孩子的垂直感染。除此之外，還有經由血液、精液、唾液、汗水或眼淚等傳染給周遭人的水平感染。也有可能因為性行為、共用刮鬍刀、牙刷，或是處理傷口不當而感染。

感染後，有人會變成無症狀的帶原者，不過，也有人會**得到急性肝炎或慢性肝炎**。如果是慢性肝炎的話，就有可能演變成肝硬化或是肝癌。

把 B 肝疫苗列為定期接種的項目，
日本亦慢了其他國家好幾步

1992 年 WHO（世界衛生組織）建議所有新生兒應接種 HBV 疫苗，於是，許多國家便把 B 肝疫苗列為必須接種的公費項目。反觀日本，卻認為只要預防母親傳染給嬰兒的垂直感染就好了，一直把它列為任意接種的項目，由民眾自己花錢、自行決定要不要施打。因為這樣，日本的 B 肝患者始終居高不下，不像國外已經大幅減少。日本直到 2016 年才把 HBV 疫苗列為定期接種的項目。**相信 HBV 變成定期接種的疫苗，將有助於未來肝癌罹患人數的減少。**

從感染 B 型肝炎病毒到演變成肝癌的過程

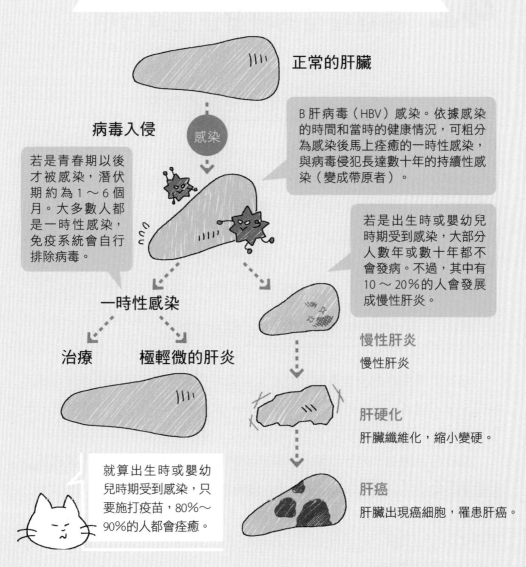

正常的肝臟

B 肝病毒（HBV）感染。依據感染的時間和當時的健康情況，可粗分為感染後馬上痊癒的一時性感染，與病毒侵犯長達數十年的持續性感染（變成帶原者）。

病毒入侵

若是青春期以後才被感染，潛伏期約為 1～6 個月。大多數人都是一時性感染，免疫系統會自行排除病毒。

若是出生時或嬰幼兒時期受到感染，大部分人數年或數十年都不會發病。不過，其中有 10～20% 的人會發展成慢性肝炎。

一時性感染

治療　　極輕微的肝炎

慢性肝炎
慢性肝炎

肝硬化
肝臟纖維化，縮小變硬。

就算出生時或嬰幼兒時期受到感染，只要施打疫苗，80%～90%的人都會痊癒。

肝癌
肝臟出現癌細胞，罹患肝癌。

原因	感染	疫苗	接種時程
B 型 肝 炎 病 毒 （HBV）。分成症狀只出現一下子的一時性感染，和病毒待在體內長達數十年的持續性感染。	急性肝炎患者會出現全身倦怠、食慾不振、反胃想吐、黃疸等症狀。	B 型肝炎疫苗（不活化疫苗、定期接種、皮下注射）。	為了防止母嬰垂直感染，懷孕的婦女在做產檢時就應接種疫苗。幼兒的話，滿 1 歲之前，共要接種 3 次。出生滿 2 個月開始接種，間隔 4 週，接種第 2 次。距離第 1 次接種隔 20 週以上，再接種第 3 次。

42 新的癌症治療方法，癌症疫苗的研發正在進行中

癌症疫苗是治療癌症的疫苗

說到癌症疫苗，很多人會以為是預防癌症的疫苗，其實並不是這樣。癌症疫苗，指的是用於治療已經發病之癌症的疫苗。癌症的治療，不外手術、放射線治療、化學治療（抗癌藥物治療）等三大治療方法。**免疫療法作為第四種療法，近來備受注目。**身為這免疫療法的一環，癌症疫苗的研發正持續進行中。

免疫細胞會攻擊癌細胞

癌細胞是癌症患者自身的細胞發生突變而形成，不過，癌細胞對身體而言是外來入侵者，是免疫系統排除的對象。就像細菌或病毒表面有所謂的抗原，癌細胞表面也有該細胞才有的特殊抗原（腫瘤特異抗原）。

癌症疫苗療法，是**取跟腫瘤特異抗原結構相同的胜肽分子（比蛋白質小的氨基酸分子聚合體）製成疫苗，注入患者體內。**藉此誘發身體的免疫反應，揪出具有該特殊抗原的細胞（即癌細胞）並發動攻擊的方法。這種用疫苗治療癌症的方法又稱「胜肽療法」，乃啟動患者自身的免疫系統，鎖定癌細胞並加以攻擊的方法。

MEMO

癌症疫苗的研發	開發出 mRNA 新冠肺炎疫苗的莫德納藥廠和 BNT 藥廠（與美國輝瑞公司合作研發），正在進行 mRNA 癌症疫苗的臨床實驗。

用疫苗治療癌症的胜肽療法

❶ 找出腫瘤的特殊抗原

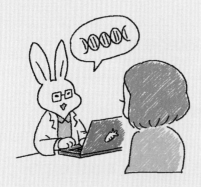

癌細胞表面，有該細胞才有的特殊抗原。第一步先分析並挑選出與該抗原蛋白結構相同的胜肽。

❷ 將疫苗注入體內

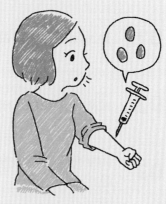

把挑選好的胜肽經由人工合成製成疫苗，注入患者體內。

❸ 決定攻擊目標

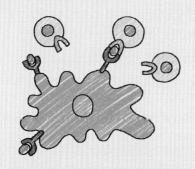

抗原呈現細胞會把進入身體的胜肽吃掉，同時告訴負責攻擊的 T 細胞說：「敵人就是長這個樣子」。

❹ 攻擊癌細胞

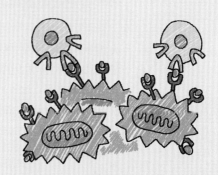

T 細胞學會辨識持有該特殊抗原的癌細胞，發動攻擊。

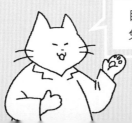

目標在活化人類的自體免疫力。

重 點 整 理

[01] 有預防癌症的疫苗,也有治療癌症的疫苗。

[02] 預防子宮頸癌,HPV 疫苗的效果顯著。

[03] HPV 疫苗不只能預防子宮頸癌,更能預防鼻咽癌和肛門癌。

[04] 新生兒全面接種 HBV 疫苗,有助於減少未來罹患肝癌的風險。

[05] 用疫苗治療癌症的胜肽療法,乃啟動患者自身的免疫系統,對癌細胞展開攻擊的新興療法。

[06] 人體細胞發生突變而形成的癌細胞,被身體視為異物,是免疫系統排除的對象。

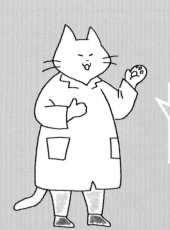

疫苗能預防癌症也能治療癌症,這點似乎很多人不知道。

第 **5** 章

新型冠狀病毒
與疫苗

THEME 43 2019 年底出現的新型冠狀病毒

發生肺炎群聚不到 10 天，就分離出病原病毒

最初之所以發現新型冠狀病毒是因為中國武漢地區發生了肺炎群聚。2019 年 12 月 31 日，中國通報境內發生了原因不明的肺炎；隔年 2020 年的 1 月 9 日，WHO（世界衛生組織）宣布已經分離出引發疾病的病毒。緊接著隔天，該病毒的基因定序就被破解了。

時間進入 2 月，該病毒被取名為「SARS-CoV-2」，這是新型冠狀病毒的正式學名。2002 ～ 2003 年造成 SARS（參照 P107）流行的「SARS 病毒（SARS-CoV）」跟它長得很像，但兩者並非同一隻病毒，所以才這樣命名。

主要感染源為含有病毒的唾液飛沫

新型冠狀病毒，可經由人傳人而感染。主要的傳染途徑為飛沫傳染，只要吸入唾液等細小飛沫就有可能引發感染。除此之外，接觸傳染、以糞便為媒介的糞口傳染也是傳染的途徑。因為感染新型冠狀病毒而引發的嚴重特殊性傳染性肺炎被稱為「COVID 19」。這不是病毒的名字，是疾病的名稱。臨床症狀有發燒、喉嚨痛、咳嗽、流鼻水、味覺異常、嗅覺異常、全身無力、疲倦等。

新型冠狀病毒的構造

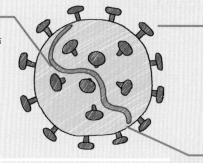

RNA
病毒的設計圖，攜帶一切遺傳訊息。

棘蛋白
(spike protein)
病毒表面的突起，主要成分為蛋白質。透過它，病毒得以附著在細胞上，並侵入細胞裡面。

外套膜
(envelope)
覆蓋病毒的脂質包膜。

科學家認為，新型冠狀病毒最早的宿主為蝙蝠，之後則以穿山甲為媒介，進一步傳染到人身上。順道一提，這中間作為臨時居所的，被稱為「中間宿主」。

病原體的比較	嚴重急性呼吸道症候群病毒（SARS-CoV）	中東呼吸症候群病毒（MERS-CoV）	新型冠狀病毒（SARS-CoV-2）	流感病毒
發生時間	2002年	2012年	2019年	主要在冬季（日本）
發生地區	中國・廣東省	沙烏地阿拉伯	中國・湖北省	世界各地
終止時間	2003年疫情已經止息（WHO宣布病毒已自然消滅）	小規模流行尚未被認證已經止息	WHO宣布這是場全球性的瘟疫，尚未被認證已經止息	每年都會流行，尚未被認證已經止息
主要症狀	發燒、肺炎呼吸困難、腹瀉	發燒、肺炎呼吸困難腹瀉腎炎	發燒、嗅味覺異常、肺炎、呼吸困難、引發血栓等併發症	發燒、頭痛關節痛等
傳播速度（一人可傳染幾人）	2～4人	1人前後	約2.5人	1～3人
確診人數（累計）	8096人（2002年11月1日～2003年7月31日）	2519人（截至2020年1月止）	約1億7900萬人（截至2021年6月止）	約1458萬人（日本2017—18流感大爆發時的數據）
死亡人數	774人（2002年11月1日～2003年7月31日）	866人（截至2020年1月止）	約390萬人（截至2021年6月止）	3325人（日本2018～2019年的統計數據）
致死率	約10%	約34%	2～3%	約0.1%
自然宿主	● 蝙蝠 ● 白鼻心（中間宿主）	● 蝙蝠 ● 單峰駱駝	● 蝙蝠？ ● 穿山甲？（中間宿主）	雁鴨等候鳥

※ 資料來源：日本國立感染症研究所

THEME 44 感冒、SARS、MERS 的致病原因都是冠狀病毒

引發感冒的冠狀病毒

在新型冠狀病毒出現之前，已經知道有 6 種冠狀病毒會感染人類。冠狀病毒的特徵，為球狀結構的外層有一群像是皇冠的棘狀突起。至於，它會引發什麼疾病？**6 種中有 4 種是普通感冒的致病原因。**上呼吸道的急性發炎，一般稱之為感冒，這感冒可能是病毒引起的，也有可能是細菌引起的。**冠狀病毒引起的普通感冒，約佔全體感冒的 10 ～ 35%。**看樣子它是任誰都有可能感染的病毒。

冠狀病毒的分類

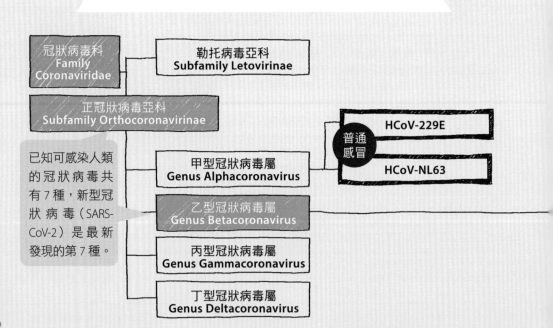

冠狀病毒科
Family
Coronaviridae

勒托病毒亞科
Subfamily Letovirinae

正冠狀病毒亞科
Subfamily Orthocoronavirinae

已知可感染人類的冠狀病毒共有 7 種，新型冠狀病毒（SARS-CoV-2）是最新發現的第 7 種。

甲型冠狀病毒屬
Genus Alphacoronavirus

普通感冒 → HCoV-229E / HCoV-NL63

乙型冠狀病毒屬
Genus Betacoronavirus

丙型冠狀病毒屬
Genus Gammacoronavirus

丁型冠狀病毒屬
Genus Deltacoronavirus

SARS 和 MERS 的致死率頗高

　　6 種冠狀病毒中有 4 種會引發普通感冒，剩下的 2 種則是大名鼎鼎、令人聞之色變的病毒。其一是 **2002 年被發現，在 2003 年造成 SARS（嚴重急性呼吸道症候群）大流行的 SARS 病毒**；其二，則是 **2012 年被發現的 MERS（中東呼吸症候群）病毒**。這兩種感染症比起普通感冒，症狀都要來得重，至於死亡率，SARS 約 10%，MERS 則有 34%。SARS 疫情延燒約 8 個月就止息了，致病原的冠狀病毒已經從地球上消失。

MEMO

上呼吸道　呼吸過程中空氣通過的氣道，又稱呼吸道。從鼻子到喉嚨（咽、喉）的部分為上呼吸道，以下的氣管、支氣管、肺部則為下呼吸道。新型冠狀病毒除了感染上呼吸道外，也會侵襲下呼吸道，造成感染。

冠狀病毒是會引發感冒的其中一種病毒。

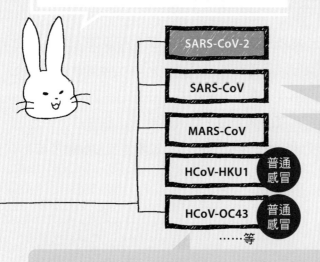

SARS-CoV-2

SARS-CoV

MARS-CoV

HCoV-HKU1　普通感冒

HCoV-OC43　普通感冒

……等

這 2 隻冠狀病毒引發重大疫情。其中「SARS-CoV」在 2003 年大流行，科學家認為病毒來自於蝙蝠。還有，就是 2012 年於沙烏地阿拉伯發現的「MARS-CoV」。

目前仍存在的 6 種冠狀病毒，有 4 種主要感染人類，被稱為人類冠狀病毒（Human Coronavirus〔HCoV〕）。它們會引起一般所謂的「感冒」（普通感冒）。10～15% 的感冒，甚至流行期的 35%，據說都是由這類病毒所引起的。

45 怎樣才是有效的新冠肺炎疫苗？

藉由病毒棘蛋白誘發免疫反應

　　傳統的疫苗，有把細菌或病毒等病原體的毒性弱化，再輸入人體的減毒活疫苗，也有用不會在人體內繁殖、已經喪失活性的病毒製成的不活化疫苗。更有只取病原體的一部分（具有抗原特性的蛋白質）製成疫苗的次單位疫苗。對付新型冠狀病毒的疫苗，活疫苗也好，不活化疫苗、次單位疫苗也罷，都正在研發中。

　　這類疫苗的運作原理為：讓病毒的抗原蛋白進入體內，誘發身體的免疫反應，產生專門對付該抗原的抗體。如此一來，一旦有病毒入侵人體，免疫系統就能馬上啟動並把病毒擊退。

直接在人體裡面生產抗原的新點子

　　能誘發人體對抗原蛋白（於新冠病毒為棘蛋白）的免疫反應，進而產生所需抗體的疫苗，就是對新型冠狀病毒有效的疫苗。所以，與其像減毒活疫苗、不活化疫苗或次單位疫苗那樣，在外面先把抗原做好再注入身體裡面，不如讓人體細胞自己製造作為抗原的棘蛋白，有人想到了這個方法。於是，全新型態的疫苗誕生了。它就是我們即將介紹的病毒載體疫苗和核酸疫苗。

傳統疫苗與新型冠狀疫苗的差異

疫苗	傳統疫苗 （減毒活疫苗 不活化疫苗 次單位疫苗）	新冠肺炎疫苗 （mRNA 疫苗 病毒載體疫苗）
有效 成分	●毒性弱化的完整病毒 ●喪失活性的完整病毒 ●病毒的部分結構	●病原病毒的部分基因序 列（RNA、DNA）
製造 方法	●大量培養毒性已經降低 的病毒製成疫苗。 ●大量培養病原病毒，經 過滅活後製成疫苗。 ●萃取病原病毒的抗原蛋 白，加以純化後製成。	●人工合成攜帶有病毒基 因序列的核酸
從研發到 上市所需 的時間	●在找到可以大量生產的 方法之前，很花時間。	●相較於傳統疫苗，能快速 找到大量生產的方法。

傳統疫苗是把病毒加工
成對人體無害的形式，
再讓它進入身體裡面。

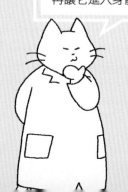

新冠肺炎疫苗是運用生物科
技、遺傳訊息製成的疫苗。

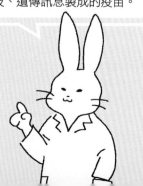

把抗原蛋白的「設計圖」打入人體的新型態疫苗

病毒載體疫苗和核酸疫苗

　　自從新型冠狀病毒的感染擴大，疫情不斷延燒後，許多研究機構或製藥廠商紛紛投入疫苗的研發。有些把重心擺在傳統的不活化疫苗或次單位疫苗的研發上，也有些企圖研發出全新型態的疫苗。其中一種就是**利用對人體無害的病毒為載體（vector），請它們幫忙把抗原蛋白的設計圖 DNA（參照 P16）送進人體細胞裡面，讓細胞自己製造出所需的蛋白質**，這樣的疫苗被稱為**「病毒載體疫苗」**。此外，也有一種疫苗是直接把病毒的 DNA 或 RNA 送進人體裡面，這種疫苗就被稱為**「核酸疫苗」**。這兩種疫苗都是讓人體細胞自行製造抗原蛋白，進而誘發免疫反應的疫苗。

研發時間短，很快就能派上用場

　　以前一直流傳著一種說法：一支疫苗要研發成功，少說也得 10 年，然而，新冠肺炎疫苗卻以驚人的速度被研發出來。特別是屬於核酸疫苗的 mRNA 疫苗和病毒載體疫苗，**現在的技術要合成 DNA 或 RNA，已不是難事**，這也是為什麼它們那麼快就被研發出來了。

MEMO

核酸　細胞核裡有 DNA（去氧核糖核酸）和 RNA（核糖核酸），核酸是它們的總稱。DNA 是存放遺傳訊息的地方，RNA 則轉錄來自 DNA 的遺傳訊息，根據它們所提供的遺傳訊息，細胞進行蛋白質的合成。

應用病毒的設計圖（基因序列）研發出的新型態疫苗

病毒載體疫苗	核酸疫苗	
	mRNA 疫苗 複製子疫苗	DNA 疫苗
以其他病毒為載體，讓它們把目標病毒的抗原（新冠病毒的棘蛋白）設計圖送進人體細胞裡面。 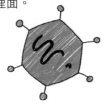	把抗原蛋白的設計圖（核酸序列），以 RNA 的形式，送進細胞裡面。 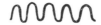	把抗原蛋白的設計圖（核酸序列），以 DNA 的形式，送進細胞裡面。
◉成本較低 ◉研發速度快 ◉已經證實對部分感染症有效 ◉冷藏即可	◉研發速度快 ◉便於調整、修改 ◉無病毒進入體內，相對安全 ◉可接種多次	
◉接種多次會失效（不適合做為定期接種的常規疫苗） ◉發展時間較新，無具體成績 ◉可能引發未知的副反應 ◉身體會對作為載體的病毒產生免疫力	◉發展時間較新，無具體成績 ◉冷鏈技術門檻高	

AZ 疫苗是病毒載體疫苗。

mRNA 疫苗，就屬輝瑞 BNT
疫苗和莫德納疫苗最有名了。

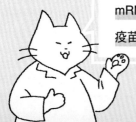

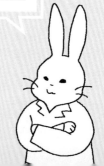

新冠肺炎疫苗不到一年
就被研發出來

全球的疫苗研發競賽就此展開

　　新型冠狀病毒被發現是在 2020 年的 1 月 9 日。隔天，它的基因序列就被鑑定出來，並公諸於世。從那一刻起，全球的疫苗研發比賽開始了。以研發 mRNA 疫苗為主的莫德納（美國）公司拔得頭籌，2 月 7 日推出第一支新冠肺炎疫苗，並在 2 月 24 日開始第 1 期的臨床試驗。緊接著 3 月，輝瑞（美國）宣布將與德國生物科技公司（BioNTech）合作，4 月 22 日，它們所研發的 mRNA 疫苗也已進入第 1/2 期的臨床實驗階段。在此同時，英國阿斯利康公司也與牛津大學合作，投入病毒載體疫苗的研發。

國外已經研發成功的
各主要新冠肺炎疫苗的情況

台灣慣用的疫苗名稱	莫德納疫苗	BNT疫苗	AZ疫苗	—
製藥廠商、研究機構	莫德納（美國）	輝瑞（美國）、BioNTech（德國）	阿斯利康藥廠·牛津大學（英國）	加馬列亞研究中心（Gamaleya，俄羅斯）
種類	mRNA疫苗	mRNA疫苗	病毒載體疫苗	病毒載體疫苗
保護力	94.1%	95%	76%（第一劑）82%（第二劑）	92%
認證	2020 年 12 月取得美國的認證，2021 年 5 月日本亦同意使用。	2020 年 12 月取得美國、英國、歐盟的認證，2021 年 5 月日本亦同意使用。	分別於 2020 年 12 月及 2021 年 1 月，取得英國、歐盟取得的認證，2021 年 5 月日本亦同意使用。	2020 年 8 月取得俄國認證。
接種進度	從英國、美國、日本等地開始接種。	從英國、美國、日本等地開始接種。	從英國、德國等地開始接種。	在俄國境內開始接種。

全球第一支通過認證的 mRNA 疫苗

　　加馬列亞研究中心（俄羅斯）研發的病毒載體疫苗在2020年8月通過認證，並在俄國境內開始進行接種。中國的科興（Sinovac）疫苗和國藥（Sinopharm）疫苗，是用已殺滅的病原體製成的不活化疫苗，也在 2020 年夏天於中國境內展開全面性的接種。**輝瑞生產的 BNT 疫苗，是全球第一支 mRNA 疫苗，就在同年 12 月，它取得美國的緊急使用授權，隨後英國、歐盟也同意使用。**莫德納生產的 mRNA 疫苗也在 2020 年的 12 月取得美國政府的緊急使用授權，而阿斯利康生產的 AZ 病毒載體疫苗則分別在同年的 12 月、2021 年的 1 月取得英國政府以及歐盟的授權。

MEMO

臨床實驗	醫藥品取得認證之前，必須經過 3 階段的臨床實驗。第一期，主要針對疫苗的安全性與適當劑量進行測試。第二期，會找來少人數的志願受試者參加測試，擴大分析、評估疫苗的有效性與安全性。第三期，會找來多人數的志願受試者參加測試，將其分成兩組，比較新疫苗與舊疫苗（或安慰劑）的差異，確定疫苗的效力。

除了這張表上的，還有很多團體加入了疫苗研發競賽。

科興疫苗	國藥疫苗	嬌生疫苗	—	—
科興生物（中國）	國藥集團（中國）	嬌生（Johnson & Johnson，美國）	諾瓦瓦克斯（Novavax，美國）	賽諾菲（Sanofi，法國）
不活化疫苗	不活化疫苗	病毒載體疫苗	重組蛋白疫苗	重組蛋白疫苗、mRNA疫苗
50.4〜90%（官方數據，或有落差）	79〜86%（官方數據，或有落差）	66%	89%	—
繼取得中國認證後，智利、印尼等國亦授權使用。	已取得中國認證。	2021 年 2 月取得美國認證。	2021 年 1 月正式提出申請。	準備提出申請。
2020 年夏天在中國境內開始接種。	2020 年夏天在中國境內開始接種。	—	—	—

THEME
48　副反應會出現在特定族群身上

局部疼痛、腫脹，發燒、疲倦等全身症狀

接種新冠肺炎疫苗後，肯定會出現副反應。施打疫苗的目的在誘發身體的免疫反應，至於**接種部位腫脹、疼痛，甚至頭痛、發燒、疲倦等全身症狀就是疫苗的必要之惡：副反應了。**也有可能出現與疫苗沒有明確因果關係（不確定是否因施打疫苗所引起）的症狀，這些症狀跟副反應合起來統稱為不良事件。已知輝瑞、BNT 和莫德納的 mRNA 疫苗，甚至阿斯利康（AZ）的病毒載體疫苗，會出現不同程度的不良事件。

100 萬人中約有少數人會出現過敏性休克的副反應

比較嚴重的副反應，為過敏性休克（參照 P34）。此副反應的發生頻率，**輝瑞\BNT 疫苗為每 100 萬人有 4.7 人，莫德納疫苗為每 100 萬人有 2.5 人，不過就算發生了，只要處置妥當，還是能夠痊癒的。**至於阿斯利康藥廠的 AZ 疫苗則會引發罕見的血栓疾病。

除此之外，一般疫苗接種後可能會引發不利的 ADE 效應（抗體依賴增強效應，andibody-dempndent enhancement）：施打疫苗產生的抗體不但無法壓制目標病毒，反而增加該病毒的感染力，引發重症。不過，關於新冠肺炎疫苗，目前並沒有 ADE 方面的報告。

新冠肺炎疫苗主要不良事件的發生頻率

輝瑞、莫德納、阿斯利康藥廠進行第一期臨床試驗時,所公布的主要不良事件的發生頻率,這些是疫苗接種後人體出現的反應,未必與疫苗有直接的因果關係。

製藥廠商	輝瑞(美國)、BioNTech(德國)	莫德納(美國)	阿斯利康(英國)
疫苗種類	mRNA 疫苗	mRNA 疫苗	病毒載體疫苗
疼痛(局部反應)	83.0%(16〜55歲)71.0%(56歲〜)	86.9%(18〜64歲)74.0%(65歲〜)	61.2%(18〜55歲)43.3%(56〜69歲)20.4%(70歲〜)
疲倦(全身反應)	47.0%(16〜55歲)34.0%(56歲〜)	38.5%(18〜64歲)33.3%(65歲〜)	75.5%(18〜55歲)50.0%(56〜69歲)40.8%(70歲〜)
頭痛(全身反應)	42.0%(16〜55歲)25.0%(56歲〜)	35.4%(18〜64歲)24.5%(65歲〜)	65.3%(18〜55歲)50.0%(56〜69歲)40.8%(70歲〜)

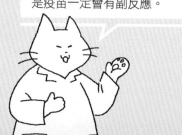

不光是新冠肺炎疫苗,只要是疫苗一定會有副反應。

對副反應有疑慮的人,可以先了解副反應的發生頻率、嚴重程度及處理方法,再決定要不要接種。

49 新冠肺炎疫苗的保護力 可以維持多久？

預防感染的效果會緩步下降

新冠肺炎疫苗的保護力，可以維持多久？目前尚無法得知。接種疫苗是為了讓身體產生足以阻擋病毒入侵的抗體。因此，只要調查接種後體內抗體濃度產生怎樣的變化，就可以推知疫苗的保護力可以持續多久。**成功研發mRNA 疫苗的輝瑞藥廠、莫德納藥廠，分別發表過接種 8 個月後及 6 個月後的觀察報告**。這兩份報告顯示，施打疫苗後體內的抗體數量會慢慢下降，卻不會大幅下降。經過一年以後，逐漸減少的抗體仍呈現一定程度的抗體效價。不過，這些抗體是否能提供百分之百的保護力？這點仍待商確。

一年以後可能需要施打「追加劑」

為了維持體內抗體濃度而追加施打的疫苗，稱為「追加劑」。追加劑打下去後，疫苗的保護力可以延續多久？現在也都在展開調查中。追加劑日後是要每年打一次呢？還是五年打一次？目前各個國家都還在摸索。

至於病毒載體疫苗的接種者，這方法可能就行不通了。因為身體會對載體病毒產生抗體，追打同樣的疫苗不會再有效果，可能要改用 mRNA 等其他種類的疫苗了。

疫苗接種時間與抗體效價的變化

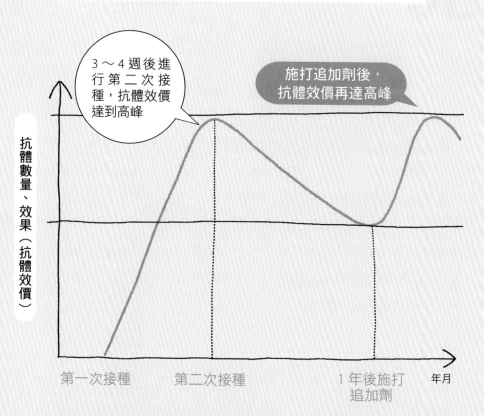

抗體數量、效果（抗體效價）

3～4週後進行第二次接種，抗體效價達到高峰

施打追加劑後，抗體效價再達高峰

第一次接種　　第二次接種　　1年後施打追加劑　　年月

以上為模擬抗體效價隨著時間變化的曲線圖。縱軸為抗體效價（抗體的數量、效果），橫軸為時間。接種前體內的抗體為 0，第一次接種後抗體數量上升，並在 3～4 週後的第二次接種時達到高峰。之後體內抗體會慢慢減少，1 年以後，進行追加劑的施打，抗體效價又再度上升。

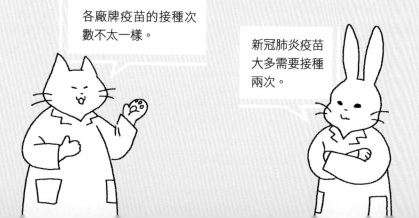

各廠牌疫苗的接種次數不太一樣。

新冠肺炎疫苗大多需要接種兩次。

百家爭鳴的新冠肺炎疫苗

有走傳統路線的，也有突破創新的

新冠肺炎疫苗的研發競賽場上，出現了百家爭鳴的現象。「減毒活疫苗」、「不活化疫苗」、「次單位疫苗」，這類傳統疫苗一直在進步。從現有成果來看，它們算是比較可靠的疫苗。

不過，活用病毒遺傳訊息的新型態疫苗亦不遑多讓。其一是利用無致病力病毒把棘蛋白的基因序列送進細胞裡的「病毒載體疫苗」。這是把彌補先天基因缺陷、治療遺傳性疾病的技術運用在疫苗的製造上。目前已經在伊波拉病毒疫苗的研發上展露成果。

科學家仍持續研發更新的疫苗

日本讓民眾接種的輝瑞、BNT 疫苗或莫德納疫苗，都屬於至今不曾取得國際授權的「mRNA」疫苗，它是一種全新型態的疫苗。疫苗打入後，人體細胞會根據 mRNA 提供的遺傳訊息製造出新冠病毒的棘蛋白，藉此誘發人體的免疫反應，產生抗體。不過，mRNA 的遺傳訊息畢竟是從 DNA 轉錄而來，所以，乾脆把基因的本尊「DNA」做成疫苗，打入人體，這樣不是更快？於是，有人開始研發「DNA 疫苗」。此外，比讓世界震驚的 mRNA 疫苗更先進的「複製子疫苗」，也已經在研發中。

各類型 COVID-19 疫苗之比較一覽表

傳統的疫苗

類型	減毒活疫苗	不活化疫苗	次單位疫苗
特徵	使用完整病毒（毒性已經被弱化）	使用完整病毒（已殺滅、無致病力）	使用病毒的部分結構（具有抗原特性的棘蛋白）
同類型疫苗	MMR 疫苗、水痘疫苗等	流感疫苗等	肺炎鏈球菌疫苗、HPV 疫苗等
研發速度	快速	普通	普通～快速
製藥廠商	Codagenix（美國）等	KM 生技（日本）、科興（中國）	塩野義製藥（日本）、Novavax（美國）

新型態疫苗

類型	病毒載體疫苗	DNA 疫苗	mRNA 疫苗
特徵	嵌入目標病毒遺傳訊息的載體病毒	微脂膜包裹一段病毒棘蛋白的 DNA 序列	微脂膜包裹一段病毒棘蛋白的 mRNA 序列
同類型疫苗	伊波拉病毒疫苗	尚未取得國際認證	2020 年以前不曾取得國際認證
研發速度	普通	快速	快速
製藥廠商	ID pharma（日本）、阿斯利康（英國）等	AnGes（日本）、Zydus Cadila（印度）	第一三共（日本）、輝瑞（美國）、莫德納（美國）

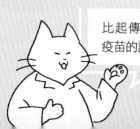

比起傳統疫苗，新型態疫苗的設計要簡單多了。

很快就能研發出來，且方便大量生產吧！

51 利用其它病毒作為載體的病毒載體疫苗

載體病毒幫忙運送棘蛋白設計圖

關於新冠肺炎疫苗的研發，有一種疫苗最受世人矚目，那就是**把能誘發免疫反應的病毒棘蛋白之設計圖，也就是病毒的 DNA 或 RNA 打入人體裡面，讓人體細胞自行製作棘蛋白的疫苗**。至於怎樣把設計圖送進去？「病毒載體疫苗」是請無傷害性的其他病毒幫忙運送進去。首先把棘蛋白的基因序列編入載體病毒的 DNA 中，接著再把這載體病毒製成疫苗，接種到人體身上。這項技術一開始是為了治療先天性基因異常的遺傳疾病而開發的。把缺陷部位的基因放入載體病毒中，經由感染該病毒，把基因送入人體細胞裡面。應用這項技術，疫苗短時間內就可以設計出來。

不需要超低溫保存

阿斯利康藥廠和牛津大學共同研發的 AZ 疫苗就是病毒載體疫苗。**所使用的載體是黑猩猩的腺病毒（Adenovirus）**。腺病毒仍具感染力（能順利進入人體細胞），卻不會讓人生病，作為載體再適合不過。俄羅斯的加馬列亞研究中心、美國的嬌生公司，也研發出了腺病毒載體疫苗。這種疫苗的優點是不像 mRNA 疫苗那樣需要極低溫保存，儲存門檻較低。

MEMO

病毒載體 疫苗的成分	美國嬌生藥廠或俄羅斯加馬列亞研究中心開發的病毒載體疫苗，用的都是人類的腺病毒。

腺病毒載體疫苗的運作原理

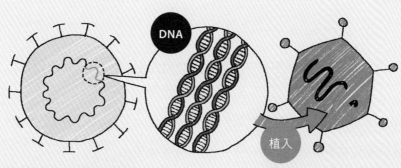

從病毒身上取得遺傳訊息（基因定序）

病毒表面有許多突起，其中長得像皇冠的棘蛋白，是病毒和人體細胞結合的關鍵鑰匙，也是引發免疫反應的重要抗原。首先取得複製病毒棘蛋白的 DNA。

編入載體病毒的基因序列

把取得的棘蛋白 DNA 編入其他病毒（對人體無害的載體病毒）的基因序列中。

疫苗接種

製成疫苗

大量複製載有棘蛋白 DNA 的載體病毒，經過減毒、純化後製成疫苗。

阿斯利康藥廠研發的腺病毒載體疫苗用的是黑猩猩的腺病毒。

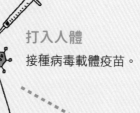

讓人體自行製造新冠病毒的棘蛋白

打入人體

接種病毒載體疫苗。

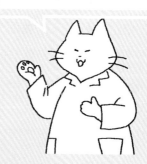

免疫細胞

抗體

誘發免疫反應，產生抗體

戰勝病毒！

產生抗體

疫苗成分之一的載體病毒進入細胞裡面，幫忙把目標病毒的設計圖 DNA 送了進去。細胞依照送進來的 DNA 製造棘蛋白。棘蛋白作為抗原，誘發身體的免疫反應，產生足夠的抗體，進而抵擋病毒的入侵。

52

mRNA 疫苗的成功
是名留科學史的壯舉

問題出在要怎麼把 mRNA 送進人體裡面

mRNA 疫苗是把編入抗原蛋白遺傳訊息的 mRNA 送進人體裡面，**讓人體細胞自行製造出此抗原蛋白，進而誘發免疫反應**。輝瑞與德國生物科技公司合作研發的 BNT 疫苗或是莫德納疫苗，都屬於 mRNA 疫苗。

把抗原的組裝說明書 DNA 或 RNA 製成疫苗的想法，很多年以前就有了，研究也一直在進行中。只是，有一個障礙必須克服，那就是怎樣才能把 DNA 或 RNA 完好無缺地送進人體細胞裡面？

微脂囊球包覆技術

攜帶有遺傳訊息的 mRNA 是極不穩定且容易被破壞的核酸分子，不可能直接把它打入人體裡面。這時科學家想到的方法是**用脂膜像膠囊一樣包覆**住它。這樣就可以安全地把 mRNA 送進人體細胞裡面了。

mRNA 疫苗的研發成功，於科學的歷史上，就好比萊特兄弟發明了飛機，阿姆斯壯登陸了月球，是偉大的創舉。因為研發 mRNA 疫苗而進步的技術，對將來其他醫藥品的開發亦有宏遠的影響。

mRNA 疫苗的運作原理

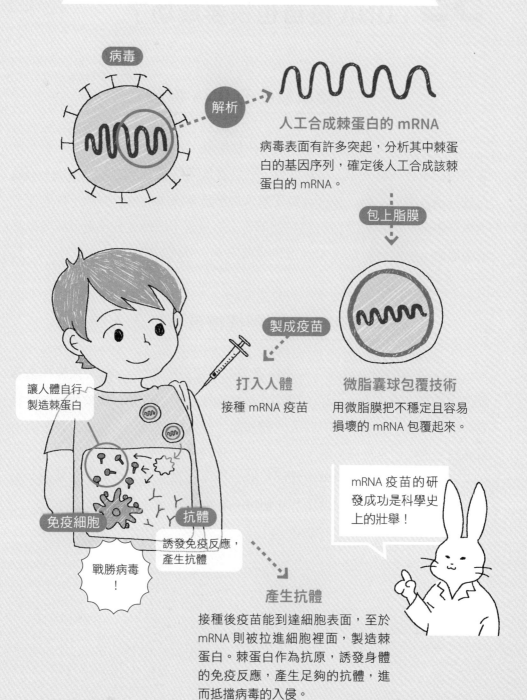

病毒

解析

人工合成棘蛋白的 mRNA

病毒表面有許多突起，分析其中棘蛋白的基因序列，確定後人工合成該棘蛋白的 mRNA。

包上脂膜

製成疫苗

打入人體

接種 mRNA 疫苗

微脂囊球包覆技術

用微脂膜把不穩定且容易損壞的 mRNA 包覆起來。

讓人體自行製造棘蛋白

免疫細胞

抗體

誘發免疫反應，產生抗體

戰勝病毒！

mRNA 疫苗的研發成功是科學史上的壯舉！

產生抗體

接種後疫苗能到達細胞表面，至於 mRNA 則被拉進細胞裡面，製造棘蛋白。棘蛋白作為抗原，誘發身體的免疫反應，產生足夠的抗體，進而抵擋病毒的入侵。

核酸疫苗有重大突破
DNA 疫苗也快要成功了

持續研發中的 DNA 疫苗

DNA（去氧核糖核酸）和 RNA（核糖核酸）統稱為「核酸」。在新冠肺炎疫苗的研發競賽上，「核酸疫苗」可以說是突然殺出的黑馬。mRNA 疫苗已經通過多國的認證，接種計畫正如火如荼在實施中。另一方面，也有研究機構或藥廠把重心擺在 DNA 疫苗的研發上。只是，即便是對抗新冠病毒以外的病原體，也還沒有 DNA 疫苗被研發出來。

把棘蛋白的 DNA 製成疫苗再打入人體

DNA 疫苗的設計原理，是把新冠病毒棘蛋白的 DNA，編入大腸桿菌等細菌中名為質體（plasmid）的環狀 DNA 裡面。這個質體 DNA 會比 mRNA 穩定許多，因此可以直接把它打入人體裡面。根據這 DNA，人體會自行製造出棘蛋白，進而引發免疫反應。

比起 mRNA，DNA 要穩定許多，因此 DNA 疫苗不像 mRNA 疫苗那樣，需要嚴格的溫度控管（冷鏈技術）才有辦法保存。

DNA 疫苗的運作原理

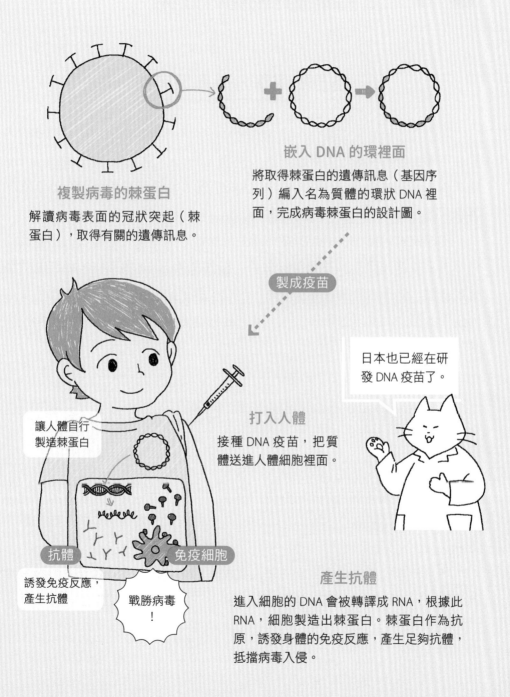

複製病毒的棘蛋白

解讀病毒表面的冠狀突起（棘蛋白），取得有關的遺傳訊息。

嵌入 DNA 的環裡面

將取得棘蛋白的遺傳訊息（基因序列）編入名為質體的環狀 DNA 裡面，完成病毒棘蛋白的設計圖。

製成疫苗

日本也已經在研發 DNA 疫苗了。

讓人體自行製造棘蛋白

打入人體

接種 DNA 疫苗，把質體送進人體細胞裡面。

抗體　　　免疫細胞

誘發免疫反應，產生抗體

戰勝病毒！

產生抗體

進入細胞的 DNA 會被轉譯成 RNA，根據此 RNA，細胞製造出棘蛋白。棘蛋白作為抗原，誘發身體的免疫反應，產生足夠抗體，抵擋病毒入侵。

THEME 54　面對變種病毒 依舊能發揮預防效果

疫苗的保護力還是足夠的

　　棘蛋白等部分發生變化，變種的新型冠狀病毒已經出現。最早被確認的是在英國出現的 Alpha 變異株，然後是南非的 Beta 變異株、巴西的 Gamma 變異株、印度的 Delta 變異株……這種情況下，疫苗是否依然有效？關於這個問題，我的答案是：「先不要擔心。」

　　已經知道，接種 mRNA 疫苗所產生的抗體，對目前已經發現的所有變種病毒株，依舊能發揮預防感染的效果。雖然面對 Beta 變異株，疫苗的效果會差一點，但不是完全沒有保護力，因此不需要過份擔心。就說世界最早進行全面接種的國家以色列好了，人家已經把包含變種病毒在內的疫情給控制住了。

碰到難纏的變種病毒株，只要改良疫苗就好了

　　不能說今後絕對不會出現疫苗對付不了的變種病毒，不過，機率應該很低。因為病毒的棘蛋白只能在有限的範圍內變異，一旦變化太大，它將無法與人體細胞的受體結合。因此，出現疫苗完全失效的變種病毒的可能性應該不高。

　　如果真有這樣的病毒出現，那只要配合它的變化，改良疫苗，接種追加劑就行了。這點 mRNA 疫苗輕鬆就可以辦到，也算是它的優勢之一吧。

出現疫苗完全無效之變種病毒的可能性很低的理由

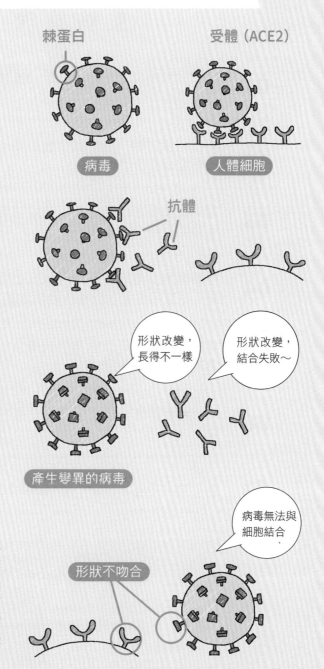

① 病毒的感染

病毒的棘蛋白會和細胞的受體（ACE2）結合，進而進入細胞，造成感染。

② 疫苗接種

因為疫苗而產生的抗體會與棘蛋白結合，藉此阻止病毒的感染。

③ 無法與抗體結合

病毒的棘蛋白發生變異（形狀改變），原先產生的抗體無法與它結合，導致身體阻止不了病毒的感染。免疫系統認不出病毒……。

④ 也無法與細胞結合

棘蛋白變化過大，導致抗體認不出它，無法與它結合，既然如此，細胞的受體（ACE2）也無法與它結合。換句話說，感染不會發生，這類變異病毒無法存活下來。

重 點 整 理

[01]　新型冠狀病毒和引起 SARS、MERS、普通感冒的病毒一樣，都屬於冠狀病毒。

[02]　把抗原蛋白的「設計圖（組裝說明書）」送入人體裡面的新型態疫苗已經問世。

[03]　通常一支疫苗的研發要花費好幾年的時間，但新冠肺炎疫苗卻不到一年就被研發出來了。

[04]　疫苗嚴重副反應、過敏性休克的發生機率為每百萬分之幾，就算發生了，只要經過適當處置便可康復。

[05]　病毒載體疫苗是以無害的病毒為載體，請它們把目標病毒的 DNA 送進細胞內。

[06]　mRNA 疫苗是把抗原蛋白設計圖的抄本放進微脂囊球裡面。

[07]　為了國家安全，必須一直持續推進國產疫苗的研發。

不到一年就研發出有效的疫苗，克服新型冠狀病毒的道路就此展開。

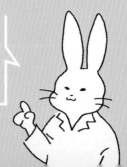

第 **6** 章

未來的疫苗

55 疫苗技術不斷進步 未來的疫苗會變成怎樣？

傳染病大流行促成疫苗的火速進步

　　新型冠狀病毒引發的全球性瘟疫，讓疫苗有了明顯的大進步。短短不到一年的時間，對付新冠病毒的疫苗就被研發出來了，而 mRNA 疫苗、病毒載體疫苗等新型態疫苗的出現，不僅令人震驚，更在有效性或安全性上繳出了亮麗的成績單。

　　跨出這一步以後，疫苗可說就此走上了康莊大道。相信很快就會有採用更新技術的全新疫苗出現。

火速推進的研發速度

傳統的疫苗研發進程

10 ～ 12 年

以數十人為測試對象，投以少許劑量，確認疫苗的安全性。

以數千～數萬人為測試對象，最後確認疫苗的有效性和安全性。

| 基礎研究 | 臨床前測試 | 第一期測試 | 第二期測試 | 第三期測試 | 申請 | 核准 |

基礎研究完成後，會先以動物進行藥理實驗或毒性實驗。

以數百人為測試對象，投以普通的劑量，擴大確認疫苗的安全性。

建置生產設備，準備量產上市。

一直以來，疫苗的研發要經過安全性、劑量、效果的測試，進行評估、審查，通過核准後才能上市，勢必得花費大把的時間。

世界都需要的疫苗、運用最高科技的疫苗

我希望**患者人數眾多卻無藥可解,專門對付傳染病的疫苗能早日出現**。如果實現的話,肯定可以挽救許多生命。最好是像流感疫苗那樣,成本低廉還非常有效就好了。

科學家正在研發的複製子新冠肺炎疫苗,因為運用最先端的技術,被世人寄予厚望。癌症的免疫療法上,新的疫苗也持續在研發中。不僅如此,未來疫苗不一定要用注射的接種到人體內,不同劑型的疫苗應該也會陸續出現。

MEMO

短短不到
一年的時間　疫苗可以火速被研發出來,絕對不是因為把該有的實驗步驟給省略了。疫情嚴峻的情況下,為了呼應人們的請求,憑藉基因工程等新技術、經驗的累積、人才與資本的大量投入,這才有了新冠疫苗的問世。

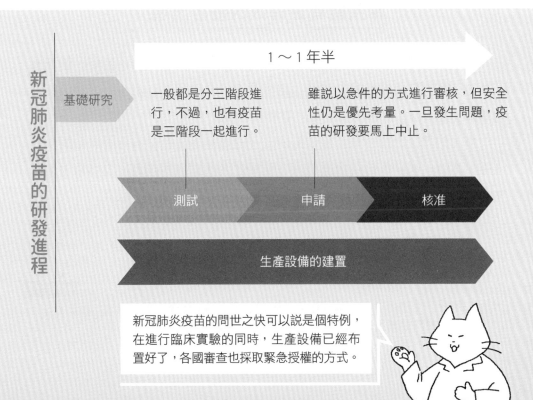

新冠肺炎疫苗的研發進程

1～1年半

基礎研究

一般都是分三階段進行,不過,也有疫苗是三階段一起進行。

雖說以急件的方式進行審核,但安全性仍是優先考量。一旦發生問題,疫苗的研發要馬上中止。

測試　申請　核准

生產設備的建置

新冠肺炎疫苗的問世之快可以說是個特例,在進行臨床實驗的同時,生產設備已經布置好了,各國審查也採取緊急授權的方式。

THEME 56 遏止世界三大傳染病的疫苗

瘧疾、結核病、HIV 感染是世界三大傳染病

對於未來的疫苗，我有很多期待，其中一個，是我希望能有專門對付重大傳染病的疫苗問世。

目前，瘧疾、結核病、HIV（人類免疫缺乏病毒）感染是「世界排名前三大」的傳染病。住在日本的我們可能不覺得這三種病有多嚴重，但只要放眼全世界，就會知道它們是造成很多人感染、甚至死亡的疾病。這裡面有很多人是因為沒有得到適當的醫療而殞命的。

希望能有更有效的疫苗出現

所以我希望能有專門對抗這些傳染病的疫苗被開發出來。目前，還沒有疫苗能有效對抗瘧疾和 HIV 感染。結核是有卡介苗可以對付，但它預防感染的效果不是很好。期盼能有更新、更有效的疫苗出現。

疫苗的開發之前一直在原地踏步，一般認為是因為已開發國家不需要的緣故。然而，全世界仍有這麼多人口受到三大傳染病的威脅，衷心希望，不久的將來，更優秀的疫苗能被開發出來。

MEMO

HIV（人類免疫缺乏病毒）	它是會感染、破壞人類免疫細胞的病毒。最終可能引發後天免疫缺乏症後群（AIDS ＝愛滋病）。

各地感染人數的占比圖

瘧疾

很顯然，非洲占了絕大多數。除此之外，亞洲、大洋洲、中南美洲的熱帶・亞熱帶地區也是瘧疾流行的區域。瘧疾不僅感染人數是全球最多的，也是致死率最高的傳染病。

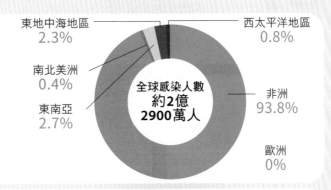

東地中海地區
2.3%

南北美洲
0.4%

東南亞
2.7%

全球感染人數
約2億
2900萬人

西太平洋地區
0.8%

非洲
93.8%

歐洲
0%

結核病

全世界都有結核病疫情，但光是亞洲和非洲的感染人數就佔了三分之二。

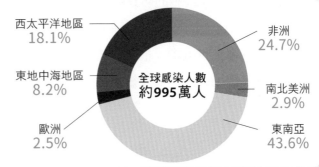

西太平洋地區
18.1%

東地中海地區
8.2%

歐洲
2.5%

全球感染人數
約995萬人

非洲
24.7%

南北美洲
2.9%

東南亞
43.6%

HIV 感染

主要流行在撒哈拉沙漠以南的非洲、俄羅斯、亞洲、拉丁美洲以及加勒比海諸國。

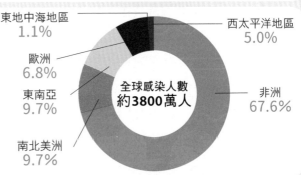

東地中海地區
1.1%

歐洲
6.8%

東南亞
9.7%

南北美洲
9.7%

全球感染人數
約3800萬人

西太平洋地區
5.0%

非洲
67.6%

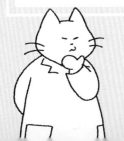

號稱世界三大傳染病的瘧疾、結核病以及 HIV 感染，每年會奪走 250 萬條寶貴的生命。

要是能像對付新型冠狀病毒那樣，早點研發出有效的疫苗就好了。

133

57 活用新冠肺炎疫苗技術的「癌症疫苗」

應用新冠肺炎疫苗的技術

癌症的免疫療法是把跟腫瘤抗原有相同構造的胜肽（比蛋白質小的氨基酸分子聚合體）做成疫苗，打入人體。藉此讓免疫系統對胜肽產生反應，進而增強患者自身對癌細胞的防禦能力。

最近，因為新冠肺炎疫苗而聲名大噪的癌症 mRNA（信使 RNA）疫苗的研發，也持續在推進中。把腫瘤抗原的設計圖 mRNA 製成疫苗，打入患者體內，讓患者細胞自行製造此誘發身體免疫反應的腫瘤抗原。於是，免疫系統啟動，認出癌細胞並展開攻擊。

已經有癌症 mRNA（信使 RNA）疫苗進入臨床實驗階段

利用 mRNA 技術製成的癌症疫苗要獲准上市，可能還需要一段時間。不過，在一干對付新型冠狀病毒的疫苗中，mRNA 疫苗不僅研發速度驚人，更取得了大成功。相信在這樣的基礎下，治療癌症的 mRNA 疫苗很快就能問世。

事實上，研發出新冠肺炎 mRNA 疫苗的美國莫德納藥廠和輝瑞藥廠（與德國 BioNTech 公司共同研發），已經在進行癌症 mRNA 疫苗的臨床測試了。

癌症疫苗的運作原理

胜肽療法

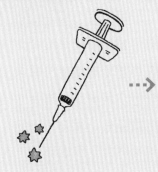

疫苗注射

人工合成癌細胞的特異抗原（胜肽），做成疫苗後打入人體裡面。

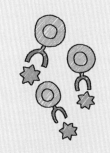

淋巴球增加

身體對胜肽產生免疫反應，淋巴球增加。

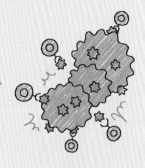

攻擊癌細胞

大量增加的淋巴球對癌細胞展開攻擊。

mRNA技術

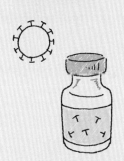

合成 mRNA

合成癌細胞抗原蛋白的設計圖（mRNA），並把它製成疫苗。

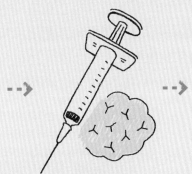

疫苗注射

注射後，身體根據 mRNA 製造所需的抗原蛋白，誘發抗體產生。

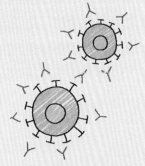

攻擊癌細胞

被激活的抗體認出癌細胞，發動攻擊。

洗刷劣等生的污名，
進化後的流感疫苗

血液中的抗體無法抑止黏膜處的病毒繁殖

打了流感疫苗卻還是中鏢，這種說法時有所聞。為什麼會無效呢？原因之一在於，**流感這類呼吸道感染症，病毒會附著在鼻腔或喉嚨的黏膜上，造成感染；不須進入流經全身的血液，光靠黏膜的細胞它就能進行繁殖。**因疫苗而產生的抗體，主要存在於血液中，黏膜處的抗體只有一點點。因此，就算施打疫苗使身體產生了抗體，還是無法抑止流感病毒在黏膜處增生，入侵細胞而生病。

正在研發使鼻腔抗體增加的疫苗

日本一年有 1000 萬人會得到流感，大家都期待更有效的疫苗出現。因此，研發出讓黏膜處抗體 IgA 增加的疫苗，實有其必要。其中一個方法，就是**使用鼻噴劑，直接把疫苗接種在鼻腔的黏膜上**。如此一來，黏膜處的抗體增加，疫苗的保護力自然就提高了。

鼻噴式黏膜疫苗的運作原理

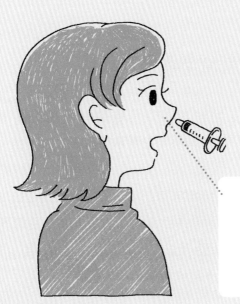

❶ 用噴的，讓疫苗進入鼻腔內

❷ 疫苗誘發身體的免疫反應，激活免疫細胞

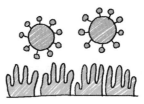

❸ 黏膜表面分泌出抗體，攻擊入侵鼻腔的病毒

流感病毒不只存在於血液中，也會藉鼻腔或喉嚨的黏膜進行繁殖。

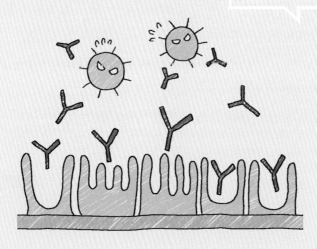

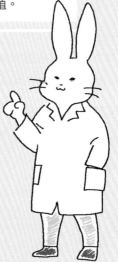

比 mRNA 疫苗
更先進的複製子疫苗

讓 mRNA 在人體細胞內自我複製

　　mRNA 疫苗可以說是目前最尖端的疫苗，可是還有一個「複製子（replicon）疫苗」比它還要進步。正確名稱為「自我增值型 mRNA 疫苗」，也就是說這種疫苗用的是具有自我複製能力的 mRNA。mRNA 疫苗是把抗原蛋白的設計圖 mRNA 打入人體裡面，讓細胞根據此設計圖製造抗原蛋白，進而引發免疫反應，建立身體對病毒的防禦機制。相較於此，複製子疫苗是讓具有自我複製能力的 mRNA 進入人體細胞裡面，先製造能使 RNA 增加的蛋白質。透過這個方式，讓體內的 mRNA 不斷增加。

只需少許劑量，短時間就能生產大批疫苗

　　複製子疫苗是讓進入人體的 mRNA 大量增加，然後才去製造所需的抗原蛋白。因此，這種 mRNA 只要少許，就能發揮疫苗的效果。譬如說，要製造全日本1億 2000 萬人份的疫苗，只要 125g 的複製子粒子就夠了。順道一提，若是普通的 mRNA，同樣 125g，只能做出 60 萬人份的疫苗。只要一點就夠了，這意味著生產疫苗的時間也能大幅縮短。在全世界疫情不斷延燒的情況下，有了複製子疫苗技術，就可以在短時間內完成大規模多人數的接種了。

MEMO

複製子疫苗 由 VLP Therapeutics Japan 藥廠研發。該公司是 2013 年由日本人建立的生技新創企業，總部在美國。一直致力於次世代國產新冠疫苗的研發。

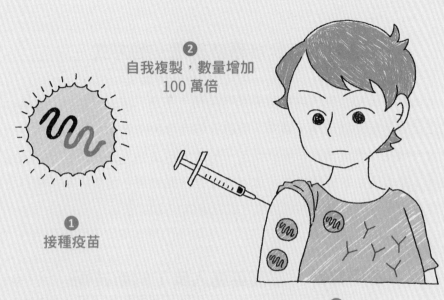

② 自我複製，數量增加 100 萬倍

① 接種疫苗

③ 誘發大量抗體產生

第 **6** 章　**未來的疫苗**

mRNA 疫苗是把人工合成的 RNA 做成疫苗，打入人體內。相較於此，複製子疫苗是在人體細胞內製造有助於 RNA 自我複製的蛋白質。根據大量增殖的 RNA，細胞製造出抗原蛋白，進而誘發抗體產生。

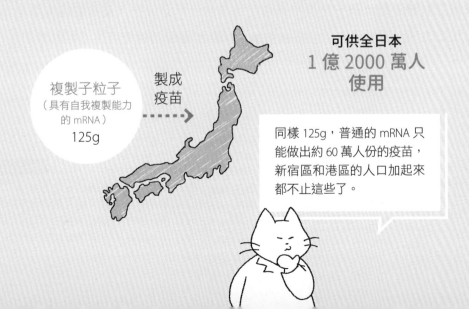

複製子粒子
（具有自我複製能力的 mRNA）
125g

製成疫苗

可供全日本
1 億 2000 萬人
使用

同樣 125g，普通的 mRNA 只能做出約 60 萬人份的疫苗，新宿區和港區的人口加起來都不止這些了。

139

除了注射以外的疫苗接種方式

注射不再是接種疫苗唯一的方式

大多數疫苗都是用注射的方式進行接種。不過，**將來用其他方式進行接種的疫苗應該會陸續出現**。當然，現在已經有疫苗不是採針劑注射的方式。比方說，輪狀病毒疫苗是口服式疫苗。輪狀病毒主要入侵腸道，把疫苗打入身體裡，讓血液中的抗體增加，並不會有很好的效果。因此，為了達到更好的預防效果，可能會出現透過其他方式給藥的新冠疫苗。

不用打針，讓疫苗進入皮下的新技術

應該也會出現鼻噴式的新冠疫苗。特別是對付流感這類呼吸道感染症，鼻噴式疫苗的表現令人期待。

日本正在研發的新冠肺炎 DNA 疫苗，**也已經開發出特殊的皮下注射器。這種注射器沒有針頭**，而是用高壓超細噴射流把藥液送入皮膚的淺皮層中。比起肌肉，皮下組織的免疫細胞更多，只要少量疫苗就能產生很好的效果。

MEMO

打針很痛 因為打針很痛而不喜歡打針的人應該不少。於是，日本有廠商研發出無痛微針。這種針的針頭很細、很細，只有 0.18 釐米。這是為了施打胰島素的孩童特地研發的。

疫苗接種的方式

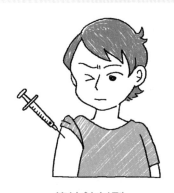

傳統針劑型

用打針的方式，把疫苗從手臂打入人體。會痛。

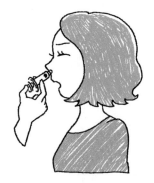

鼻噴劑型

把藥劑噴入鼻腔中。無痛。

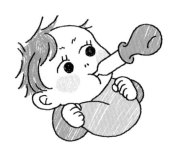

口服劑型

從嘴巴把疫苗吃進去，讓藥劑滲入腸道。無痛。

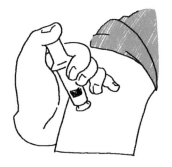

無針注射器

用高壓噴射流把疫苗送入皮下 2mm 處（皮下組織）。

用貼的就可以把藥劑送入人體的「貼片式疫苗」也已經在研發中。

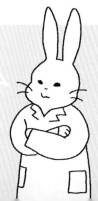

重 點 整 理

[01] 鑒於新型冠狀病毒引發的傳染病大流行，疫苗的技術突飛猛進。

[02] 造成全球許多人感染、死亡的三大傳染病。希望能早日研發出有效的疫苗。

[03] 運用新冠肺炎疫苗成功的 **mRNA** 技術，癌症疫苗的研發正加快腳步中。

[04] 感覺不太有效的流感疫苗已經進化了。

[05] 直接在人體內繁殖 **mRNA** 的複製子疫苗，可以在短時間內生產大量的疫苗。

[06] 口服劑型、鼻噴劑型、貼片劑型，不用打針也能接種的疫苗將陸續出現。

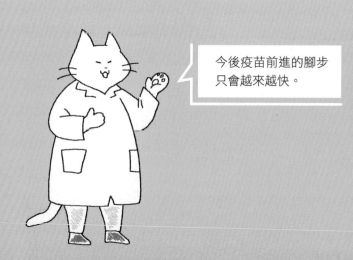

今後疫苗前進的腳步只會越來越快。

結語

　　讀完這本書後，相信你對疫苗的研發歷史、運作原理已經有了基礎的概念與認識。

　　在疫苗未發明以前，預防傳染病十分困難，每次只要疫情一起，只能利用減少人與人接觸的手段來阻擋疾病擴散。當嚴重特殊傳染性肺炎（COVID-19）流行時，人類也是處於同樣的情況。

　　疫苗是有科學根據、有效且安全的醫療藥品，但是，從來沒有一支疫苗在研發過程中、在實際運用上，完全沒有問題的。疫苗曾經造成不幸事故，也有許多現象是科學無法解釋的。不過，可以確定的是：疫苗是人類的偉大發明。因為疫苗，許多生命得以挽救。

　　從保障國家安全的角度來看，國產疫苗的重要性不言而喻。

　　今後我們還是會有必須與傳染病正面交鋒的時候，其實我們每天接觸的致病菌很多，只是我們不知道而已。除了傳染病外，將來疫苗也會被應用於癌症的治療上。疫苗會變得越來越重要，光憑這一點，我們就該好好地了解它一下。

　　如果因為這本書，讓你產生興趣，願意更進一步去了解包含疫苗在內的預防醫學、公共衛生等課題，將是我的榮幸！

峰 宗太郎

圖解疫苗使用說明書

しっかりわかる　ワクチンと免疫の基礎知識

監　　修：峰　宗太郎
責任編輯：黃佳燕
封面設計：比比司設計工作室
內頁編排：王氏研創藝術有限公司

總 編 輯：林麗文
副 總 編：梁淑玲、黃佳燕
主　　編：賴秉薇、高佩琳
行銷總監：祝子慧
行銷企畫：林彥伶、朱妍靜

出　　版：幸福文化出版／遠足文化事業股份有限公司
發　　行：遠足文化事業股份有限公司
　　　　　（讀書共和國出版集團）
地　　址：231 新北市新店區民權路 108 之 2 號 9 樓
郵撥帳號：19504465 遠足文化事業股份有限公司
電　　話：(02) 2218-1417
信　　箱：service@bookrep.com.tw

法律顧問：華洋法律事務所　蘇文生律師
印　　刷：通南印刷有限公司
出版日期：2023 年 09 月 二版一刷
定　　價：380 元

國家圖書館出版品預行編目資料

圖解疫苗使用說明書 / 峰宗太郎著 . -- 初版 . -- 新北
市 : 幸福文化出版社出版 : 遠足文化事業股份有限
公司發行 , 2023.09
ISBN 978-626-7311-50-9(平裝)

1.CST: 疫苗
418.293　　　　　　　　　　112011807